SOBRE A CONCEPÇÃO DAS **AFASIAS**

UM ESTUDO CRÍTICO

OBRAS INCOMPLETAS DE **SIGMUND FREUD**

Freud

SOBRE A CONCEPÇÃO DAS **AFASIAS**

UM ESTUDO CRÍTICO

2ª reimpressão

TRADUÇÃO
Emiliano de Brito Rossi

autêntica

APRESENTAÇÃO
O ESTUDO SOBRE AS AFASIAS: O GRANDE "APÓCRIFO" DE FREUD

Pedro Heliodoro Tavares

Abrimos a coleção intitulada Obras Incompletas de Sigmund Freud justamente com a apresentação de um texto que, via de regra, não figura nas coleções brasileiras ou estrangeiras das obras ditas *completas*. Trata-se do principal escrito de Freud até o momento inédito no Brasil, contando em língua portuguesa somente com uma versão indireta e incompleta lançada em Portugal e elaborada a partir de uma edição italiana. Em outra ocasião (TAVARES, 2011) cheguei a me referir a tal caso como uma espécie de escrito "apócrifo" (oculto) do autor e de sua doutrina [*Lehre*], na já tão comum comparação da compilação dos textos bíblicos com uma coleção supostamente abarcadora da totalidade do "cânon" freudiano. Nesse sentido, é bastante interessante outra comparação estabelecida pelos tradutores franceses de Freud entre os papéis dos tradutores James Strachey e São Jerônimo (BOURGUIGNON *et al.*, 1989). O trabalho do primeiro na difusão e na padronização (estandardização) das obras de Freud a partir de uma tradução seria comparável ao do segundo na difusão da Bíblia católica através da sua *Vulgata*, sua versão dos textos sagrados para o latim.

Sabemos que, nas diferentes concepções do judaísmo ou do cristianismo, certos livros considerados fundamentais para a Bíblia de alguns credos foram rejeitados, tidos como inautênticos e ativamente ignorados por outras doutrinas. A grande questão no tocante a Freud e seu trabalho sobre as afasias é se essa exclusão, tradicionalmente, se deu por motivos epistemológicos ou ideológicos.

No caso da pioneira e paradigmática *Standard Edition* inglesa de Strachey, chamada Obras Psicológicas Completas de Sigmund Freud (1974), o argumento para sua exclusão seria relativo ao suposto teor do material, de cunho não psicológico, mas antes neurológico. É bem verdade que se trata, este primeiro grande livro de Freud, de um texto anterior à Psicanálise e caracterizado por uma discussão com a Neurologia da época acerca dos distúrbios referentes à compreensão e/ou à articulação da linguagem: as afasias. Nele, o Freud neurologista discute com os grandes nomes da Medicina que se dedicaram ao assunto em sua época. Ainda que Karl Wernicke seja o seu ponto de partida, Freud traz uma profunda revisão dos trabalhos de outras grandes autoridades de seu tempo, tais como Grashey e Lichtheim, formando com o primeiro o trio daqueles a quem o autor se contrapõe. Em carta de 2 de maio de 1891 ao seu confidente Wilhelm Fliess, Freud comenta acerca do *Estudo*: "Nele, sou muito despudorado, terço armas com seu amigo Wernicke, com Lichtheim e Grashey, e chego até a arranhar o poderosíssimo ídolo Meynert" (*apud* GARCIA-ROZA, 1991, p. 19).

Mas se a publicação da coletânea dessas cartas a Fliess mereceu em sua edição francesa o sugestivo nome de *O nascimento da Psicanálise* (FREUD, 1996), temos nas disputas de Freud com as autoridades médicas de sua época uma ruptura fundamental que posteriormente se vincula ao surgimento da Psicanálise. A grande questão de oposição diz respeito, afinal, às doutrinas localizacionistas. Lembremo-nos do quanto até hoje dois dos teóricos criticados por Freud neste livro, Paul Broca e Karl Wernicke, ainda emprestam seus nomes às regiões do cérebro supostamente responsáveis pelo processamento da *produção* e da *percepção* da linguagem: *área de Broca* e *área de Wernicke*, respectivamente.

Mas o nome que na confidência a Fliess mais nos chama a atenção é certamente o de Theodor Meynert, professor e grande mentor de Freud na academia, figura proeminente no universo científico no qual o jovem pesquisador circulava. Afinal, o período em que Freud escreve sobre as afasias encerra a passagem de um "parricídio simbólico", relativo a Meynert e ao que tal figura representava junto à tradicional Medicina anátomo-patológica, para o início de, se não uma "filiação" intelectual, uma maior identificação com as ideias de Jean-Martin Charcot, também reiteradamente citado nas páginas deste trabalho. Charcot, afinal, além de ser merecedor do epíteto de *Napoleão das Histéricas*, dada a sua forte influência como psiquiatra, era para Freud outra grande autoridade na Neurologia. Mesmo havendo certas discordâncias teóricas no *Estudo*, Charcot passara, cinco anos antes da sua elaboração, a ser sua maior referência durante o estágio de Freud realizado em Paris (1885/1886). Lembremos aqui também o quanto a especialidade médica da Neurologia não era outrora tão apartada da Psiquiatria, prática para a qual Freud gradualmente migraria antes de fundar sua própria modalidade clínica: a Psicanálise.

Trata-se, logo, de um livro de rupturas, por um lado, mas de inícios, por outro, e também por esse motivo foi o escolhido para abrir esta coleção logo antes de outro importante escrito de Freud: seu derradeiro *Compêndio de Psicanálise* [*Abriss der Psychoanalyse*], de 1939 (volume em preparação). Com o primeiro e o último trabalhos de Sigmund Freud, não somente apresentamos "o alfa e o ômega" de seu pensamento como proposta para a abertura das Obras

Incompletas, mas apontamos também para as origens e transformações de seu vocabulário teórico fundamental. Oriundo das problemáticas neurológicas, tal vocabulário vai gradativamente se revestindo de novos sentidos, à medida que a atenção às estruturas físico-biológicas – nas quais se supunha poder "localizar" a linguagem e o psiquismo – dá lugar às abstrações estruturais-funcionais que fazem da própria linguagem o substrato para a compreensão do psiquismo. Se *Sobre a concepção das afasias* nos aporta a noção de um *aparelho de linguagem* através do conceito apresentado na palavra composta *Sprachapparat*, o último livro de Freud, o compêndio que condensa o essencial de sua obra e seu vocabulário teórico, tem como título do capítulo de abertura: "O aparelho psíquico" ["Der Psychische Apparat"], por vezes também referido pela composição *Seelenapparat*, ou *aparelho anímico*.

Quanto a tais relações entre o vocabulário inaugural, de *Sobre a concepção das afasias – um estudo crítico*, e o derradeiro, do *Compêndio de Psicanálise*, percebe-se no primeiro texto a origem do conceito de *associação* [*Assoziation*], posteriormente utilizado para nomear o método clínico da *livre associação* de ideias através da fala no divã. Está ali também a *transferência* [*Übertragung*] dos impulsos nervosos, posteriormente ressignificada para tratar da relação substitutiva do analisante perante o analista. Da mesma forma, estão ali presentes o *estímulo* [*Reiz*] e suas *excitações* [*Erregungen*], como perturbações fisiológicas posteriormente relacionadas às *pulsões* [*Triebe*] e suas *moções* [*Regungen*]. Vemos ali igualmente de modo inaugural a *representação de palavra* e a *representação de objeto* [*Wortvorstellungen* e *Objektvorstellung*]; a *via* [*Bahn*] nervosa e o respectivo verbo *trilhar/facilitar* [*bahnen*], "abrindo o caminho" para o conceito posterior de *trilhamento* ou *facilitação* [*Bahnung*].

Talvez o exemplo mais instrutivo de "migração dos conceitos" se refira ao verbo *besetzen* e seu respectivo substantivo derivado *Besetzung*. Em *Sobre a concepção das afasias*, vemos aqui a tradução por *ocupar* e *ocupação* para algo que é tão evidentemente, na morfologia das palavras alemãs, relacionado ao verbo *setzen* [sentar/assentar]. Freud o utiliza em sua crítica a Meynert, que descreve inicialmente como "a *ocupação* de um território livre" o processo neurológico da aquisição da linguagem. Curiosamente, porém, esse termo foi introduzido no Brasil através do neologismo *catexia*, a partir da *cathexis* da edição inglesa, sendo posteriormente difundida a opção por *investimento*, possível interpretação do conceito pelo viés econômico de leitura.

Esse percurso do vocabulário de Freud ficou evidente na presente edição, que tem o privilégio de contar com a tradução elaborada por alguém que dedicou a tal feito seus estudos de doutorado. Emiliano de Brito Rossi elaborou sua tese intitulada *Tradução como sobre-vida: no exemplo de "Sobre a concepção das afasias – um estudo crítico", de Sigmund Freud*, no âmbito do Programa de Pós-Graduação em Língua e Literatura Alemã na Universidade de São Paulo (USP), sob a orientação de João Azenha Jr. (2012). Cabe aqui mencionar que o professor Azenha, grande autoridade no campo dos Estudos da Tradução, foi também consultor técnico da primeira edição brasileira de uma tradução de Freud feita diretamente do alemão.

O trabalho, que tive o prazer de apreciar como membro de sua banca de arguição e defesa, envolveu não somente a primorosa tradução aqui apresentada, mas também um estudo crítico acerca da relação das proposições psicanalíticas posteriormente desenvolvidas por Freud com esse primeiro estudo, relegado por tão longo tempo ao esquecimento. Tratar-se-ia, no símile proposto pelo tradutor-pesquisador, de uma forma de *recalque* [*Verdrängung*] ou *repressão/supressão* [*Unterdrückung*] quanto ao que o trabalho traz de originário, em antecipação às concepções metapsicológicas de Freud.

É digno de nota, nesse sentido, como Freud se apropria das observações do filólogo Delbrück acerca da *parafasia* [*Paraphasie*], substituição de palavras por outras, fenômeno que vemos tão claramente ligado às *parapraxias* [*Fehlleistungen*] apresentadas dez anos depois, em *Psicopatologia da vida cotidiana* (1901). Entre os instrutivos exemplos, tais como a ocorrência de *pena* [*Schreibfeder*], palavra proferida no lugar de *lápis* [*Bleistift*], ou da ocorrência da cidade *Potsdam*, nomeada no lugar da vizinha *Berlim*, espécie de *deslocamento*, vem a curiosa *condensação*: *Vutter* [pãe], combinação ou sobreposição das palavras *Vater* [pai] e *Mutter* [mãe]. Ambas contam no alemão com a possível *figuração* [*Darstellbarkeit*] através de uma semelhança pela coincidência da segunda sílaba: *-ter*. Digno de nota, que um exemplo tão construtivo, sobre o que posteriormente servirá de sustentáculo para a compreensão da "gramática do inconsciente" relacionada ao recalque e às substituições de representações, tenha nas palavras referentes às figuras parentais o seu ponto de partida.

Entendemos, portanto, que a publicação deste trabalho cumpre um papel importantíssimo, muito além da satisfação da curiosidade de neurocientistas ou fonoaudiólogos quanto às concepções de Freud sobre os distúrbios da linguagem no campo da Medicina. Esses profissionais e pesquisadores, na verdade, vêm nas últimas décadas revalorizando muitas das proposições freudianas rejeitadas ao longo do século XX. Afinal, as críticas às doutrinas localizacionistas feitas por Freud há mais de um século passam a ser fortalecidas com os mais recentes achados proporcionados pelas modernas técnicas de observação do funcionamento cerebral.

Fundamentalmente, seguindo a pista fornecida pelo competente tradutor do texto aqui apresentado, acreditamos que o elemento fundamental aportado pelo *Estudo* diz respeito às antecipações do vocabulário e de concepções metapsicológicas num texto tão longamente ignorado por ser considerado um trabalho aparentemente alheio à problemática psicanalítica. De fato, o leitor habitual de Freud poderá estranhar sua linguagem tão marcada pelo discurso cientificista da Medicina e tão distante do Freud prosador ou ensaísta, mas terá muito a ganhar, compreendendo a importância atribuída à linguagem desde os primórdios das proposições freudianas acerca do funcionamento e da estruturação do psiquismo.

REFERÊNCIAS

BOURGUIGNON, A. *et al. Traduire Freud*. Paris: PUF, 1989.

FREUD, S. *La naissance de la Psychanalyse: lettres à Wilhelm Fliess*. Tradução de Anne Berman. Paris: PUF, 1996.

FREUD, S. *The Standard Edition of the Complete Psychological Works of Sigmund Freud*. 24 volumes. Tradução de James Strachey *et al*. Londres: The Hogarth Press, 1974.

GARCIA-ROZA, L. A. *Introdução à Metapsicologia freudiana*. v. I. Rio de Janeiro: Jorge Zahar, 1991.

ROSSI, E. de B. *Tradução como sobre-vida: no exemplo de "Sobre a concepção das afasias – um estudo crítico"*. São Paulo: USP, 2012. Tese (Doutorado em Língua e Literatura Alemã) – Programa de Pós-Graduação da Faculdade de Filosofia, Letras e Ciências Humanas, Universidade de São Paulo, 2012. Disponível em: <http://www.teses.usp.br/teses/disponiveis/8/8144/tde-14032013-125756/pt-br.php>.

TAVARES, P. H. *Versões de Freud: breve panorama crítico das traduções de sua obra*. Rio de Janeiro: 7Letras, 2011.

Sobre a concepção das afasias
Um estudo crítico

Dr. Sigmund Freud
Docente de Neuropatologia na Universidade de Viena

[A presente tradução baseou-se na publicação da editora Franz Deuticke, de Viena e Leipzig, 1891. As notas de margem de página referem-se aos cabeçalhos indicativos de temáticas utilizados naquela edição.]

Dedicado ao Senhor Dr. Josef Breuer,
em amigável honorificência.

I.

Se eu, sem dispor de novas observações próprias, procuro abordar um tema ao qual já voltaram suas forças as melhores cabeças da Neuropatologia alemã e estrangeira, como Wernicke, Kussmaul, Lichtheim e Grashey, Hughlings Jackson, Bastian e Ross, Charcot, entre outros, então o melhor mesmo que tenho a fazer é indicar, imediatamente, os poucos pontos do problema em cuja discussão espero introduzir um avanço. Esforçar-me-ei, portanto, em demonstrar que na doutrina das afasias, tal como ela se desenvolveu por meio do esforço coletivo dos pesquisadores supracitados, estão contidas duas suposições que se poderiam substituir afortunadamente por outras, ou que, no mínimo, diante dessas novas suposições, nada têm de preferível. A primeira dessas suposições tem como conteúdo a diferenciação das afasias provocadas por *destruição dos centros corticais* daquelas provocadas por *destruição das vias de condução*; ela se encontra em quase todos os autores que escreveram sobre as afasias. A segunda suposição diz respeito à relação recíproca entre cada um dos centros corticais supostamente ligados às funções de linguagem, e encontra-se principalmente em Wernicke e naqueles pesquisadores que aceitaram a linha de raciocínio desse último autor e a desenvolveram. Pelo fato de essas duas hipóteses estarem contidas como um componente significativo na doutrina da afasia de Wernicke, exporei meus contra-argumentos em forma de crítica a essa doutrina. *A doutrina dominante das afasias.* Já que elas se encontram amplamente em íntima relação com aquela ideia que permeia a totalidade da mais nova Neuropatologia – refiro-me à circunscrição das funções do sistema nervoso a regiões anatomicamente determináveis do mesmo, a "localização" –, terei, então, de tomar em consideração principalmente o significado do aspecto tópico para a compreensão das afasias.

Recorrerei, portanto, a um famoso episódio da história do conhecimento do cérebro. No ano de 1861, Broca[1] comunicou à *Société anatomique* de Paris[2] aqueles dois resultados de autópsia a partir dos quais lhe foi possível concluir que uma lesão do *terceiro* giro frontal esquerdo (ou *primeiro*, se começarmos a contar da fissura de Sylvius) tem como consequência a perda total ou a limitação em alto grau da linguagem[3] articulada – mantidas intactas, porém, a inteligência e as demais funções de linguagem. A restrição dessa perda ou limitação da capacidade de linguagem articulada somente aos destros foi acrescida posteriormente; o fato de a contraditória à descoberta de Broca nunca se ter calado completamente encontrou seu motivo justificado numa tendência relativamente frequente em se fazer valer a inversão da proposição de Broca: concluir a partir dos casos de perda ou limitação da linguagem articulada a presença de uma lesão no terceiro giro frontal esquerdo. Treze anos mais tarde, Wernicke[4] publicou aquele pequeno escrito, "*O complexo de sintomas afásicos*

[*Der aphasische Symptomencomplex*], Breslau 1874", através do qual ele vinculou ao seu nome um feito – que oxalá se poderia chamar de imortal. Nesse escrito, ele descreveu um outro tipo de distúrbio da linguagem [*Sprachstörung*], que representa a contraparte da afasia de Broca, ou seja, a perda da compreensão da linguagem concomitantemente à manutenção da capacidade de servir-se da linguagem articulada, e explicou essa perda de função como sendo decorrente de uma lesão por ele encontrada no primeiro giro temporal esquerdo. A essa descoberta de Wernicke associou-se necessariamente a esperança de se explicar cada uma das várias manifestações da dissociação da capacidade de linguagem, tal como demonstradas por exames clínicos, por meio de lesões específicas correspondentes no órgão central. Wernicke deu apenas o primeiro passo para a solução dessa tarefa; contudo, ao explicar o distúrbio patológico da linguagem através do adoecimento localizado do cérebro, ele encontrou o caminho para a compreensão do processo fisiológico da linguagem, que se lhe afigurou – para dizê-lo em poucas palavras – como um reflexo cerebral. Pela via do nervo acústico os sons da língua chegam a uma área do lobo temporal, o centro sensório da linguagem; dali o estímulo é transferido à área de Broca no lobo frontal, o centro motor, que envia à periferia o impulso para o falar articulado.

A afasia sensória de Wernicke.

O modo como os sons de palavra são retidos no centro, Wernicke o imaginou, então, de forma bastante clara, e isso é de fundamental importância para a totalidade da doutrina localizacionista [*Lokalisationslehre*].

À pergunta sobre até que ponto se poderiam localizar funções psíquicas, ele respondeu que somente para as mais elementares funções isso seria permitido. Uma percepção fisionômica pode ser remetida à extremidade central do nervo óptico; uma percepção acústica pode ser remetida ao perímetro de propagação do nervo acústico no córtex cerebral. Tudo o que vai além disso – a conexão de diferentes representações para formar um conceito, e assim por diante – é tarefa dos sistemas de associação, que ligam diferentes áreas corticais entre si e, portanto, não mais pode se localizar numa área do córtex. Os estímulos sensórios, entretanto, que chegam ao córtex cerebral, deixam ali impressões duradouras, cada uma delas – na concepção de Wernicke – retida numa célula diferente.

> O córtex cerebral com seus 600 milhões de corpos corticais, segundo a avaliação de Meynert,[5] proporciona uma quantidade bastante grande de locais de armazenamento, nos quais as incontáveis impressões sensórias advindas do mundo externo podem ser armazenadas, uma após a outra, de forma imperturbada. É com tais resíduos de estímulos transcorridos, que denominaremos de imagens da lembrança [*Erinnerungsbilder*], que está povoado o córtex cerebral.

O armazenamento das representações da linguagem em células.

Tais imagens da lembrança dos sons da linguagem encontram-se, então, armazenadas nas células do centro sensório, no primeiro giro temporal, enquanto o centro de Broca abriga as imagens da lembrança dos movimentos da linguagem, as "representações dos movimentos da linguagem" [*Sprachbewegungsvorstellungen*]. A destruição do centro sensório acarreta a perda das imagens dos sons e, com isso, a incapacidade de entendimento da linguagem – afasia sensória, surdez verbal;[6] a destruição do centro motor rouba as imagens do movimento da linguagem e produz, assim, a impossibilidade de inervar os núcleos nervosos motores do cérebro para a produção dos sons da linguagem – afasia motora. Além disso, os centros motor e sensório da linguagem estão ligados entre si por uma via de associação, que Wernicke situa na região da ínsula, em função dos resultados de investigações anatômicas e de observações clínicas. Não se pode deduzir com total clareza se Wernicke presume que essa associação aconteça exclusivamente através de fibras de substância branca ou também através da mediação da substância cinzenta da ínsula. Ele afirma que de toda a região do primeiro giro lateral, que circunda a fissura de Sylvius, partem *Fibrae propriae*[7] que terminam no córtex da ínsula, de sorte que a ínsula se assemelhe a "uma grande aranha"[8] "que recolhe para si todas as fibras sobre ela projetadas"[9] em forma de raios, provenientes de todas as regiões do primeiro giro lateral.

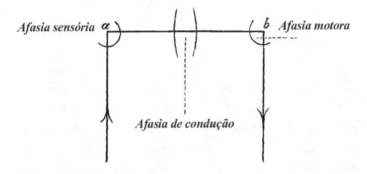

Figura 1

Surge assim, como em nenhuma outra parte em todo o órgão central, a impressão de um verdadeiro centro de toda e qualquer função. De maneira alguma, entretanto, é atribuída por Wernicke ao córtex da ínsula uma outra função senão a de associação entre "imagem de som da palavra" [*Wortklangbild*] e "imagem de movimento da palavra" [*Wortbewegungsbild*], que estão localizadas em outras áreas do córtex cerebral: uma função que se costuma atribuir habitualmente somente às massas da substância branca.

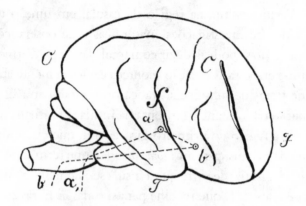

Figura 2 – Fig. 3 na obra de Wernicke, *Der aphasische Symptomencomplex.* *F*, a terminação frontal, *O*, a occipital, *T*, a temporal de um cérebro traçado esquematicamente. *C*, o giro frontal, *S*, o arco do primeiro giro ao redor da fissura de Sylvius. *a* a terminação central do nervo acústico, *a1*, o local de entrada deste na oblongata, *b*, local das representações do movimento pertencentes à produção dos sons, *b1*, saída da via da linguagem centrífuga da oblongata.

A destruição dessa via de associação provoca um distúrbio de linguagem, mais especificamente a parafasia, quer dizer, ficam preservadas a compreensão e a articulação das palavras, mas ocorre a troca e a insegurança no seu emprego. Esse tipo de distúrbio da linguagem Wernicke contrapõe, como "afasia de condução", às duas outras "afasias de centro" (Fig. 1).

Afasias de condução e de centro.

Tomo emprestado aos trabalhos de Wernicke um segundo esquema do processo de linguagem circunscrito ao cérebro, para tornar claro em que ponto esse mesmo esquema exige de nós uma revisão mais acurada (Fig. 2).

O esquema de Wernicke figura o aparelho de linguagem [*Sprachapparat*] descrevendo somente o modo como se relaciona com a atividade de repetição de algo ouvido, sem relacioná-lo às demais atividades cerebrais. Se considerarmos as demais ligações dos centros de linguagem

Desenvolvimento da doutrina das afasias de Wernicke por Lichtheim.

imprescindíveis à capacidade do falar espontâneo, disso resulta, então, necessariamente, uma descrição mais complexa do aparelho central de linguagem, que, entretanto, oferece a perspectiva de esclarecer, através da suposição de lesões em áreas delimitadas do cérebro, um maior número de distúrbios de linguagem. Tendo Lichtheim,[10] em 1884, dado esse passo, numa coerente ampliação da linha de raciocínio de Wernicke, ele culminou na formulação do esquema de aparelho de linguagem, que aqui acrescento (Fig. 3).

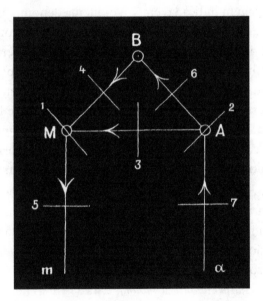

Figura 3 – Fig. 1 na obra de Lichtheim, On Aphasia. *Brain*, n. 7, p. 436.

Nele, significam M o centro motor da linguagem (área de Broca), 1, a afasia motora causada pela destruição de M; A, o centro acústico da linguagem (a área de Wernicke), 2, a afasia sensória causada pela destruição de A. 3, 4, 5, 6 e 7 correspondem a afasias de condução; 3 é a afasia de condução da ínsula postulada por Wernicke. O ponto B não tem o mesmo valor, no esquema, que têm A e M, que correspondem anatomicamente a regiões claramente demonstráveis do córtex cerebral, tendo ele, muito mais, a mera função de representar esquematicamente as incontáveis áreas do córtex a partir das quais o aparelho de linguagem pode ser colocado em atividade. Além disso, nada é mencionado sobre um distúrbio de linguagem ocasionado pela lesão desse ponto.

Lichtheim diferenciou as sete formas de distúrbios de linguagem indicadas em seu esquema denominando-as de afasias nucleares (1, 2), afasias periféricas de condução (5, 7) e afasias centrais de condução (3, 4, 6). Wernicke[11] substituiu, posteriormente, essa nomenclatura por uma outra, que, a despeito de ser também lacunosa, tem a vantagem de ter se tornado a nomenclatura geralmente adotada. Se seguirmos essa nomenclatura, devemos nomear e caracterizar da seguinte maneira as sete formas de distúrbio de linguagem propostas por Lichtheim:

As sete formas da afasia por Lichtheim.

1. *Afasia cortical motora.* A compreensão da linguagem é preservada; o vocabulário, contudo, é totalmente anulado ou restrito a poucas palavras. O falar espontâneo e a repetição de algo ouvido são de pronto impossíveis. Esta forma coincide com a velha conhecida afasia de Broca.

5. *Afasia subcortical motora.* Esta se diferencia da anterior somente em um ponto (preservação da faculdade de escrever), bem como, conforme já dito, por uma outra peculiaridade – a ser mencionada posteriormente.

4. *Afasia transcortical motora.* Nesta forma não se pode falar espontaneamente, mas a faculdade de repetir algo que foi ouvido é preservada e tem como resultado uma rara dissociação da parte motora da linguagem.

2. *Afasia cortical sensória.* O enfermo não entende o que lhe é dito, também não pode repetir o que foi ouvido, mas fala espontaneamente com o vocabulário irrestrito. O fato de sua fala espontânea, porém, não permanecer intacta, mas sim apresentar "parafasia", possui um significado de grande alcance, e a esse fato se fará jus posteriormente. (afasia de Wernicke).

7. *Afasia subcortical sensória.* Esta se distingue da anterior pela ausência de parafasia ao falar.

6. *Afasia transcortical sensória.* Esta forma apresenta a mais inusitada divisão da capacidade da linguagem, que se deriva, contudo, necessariamente, do esquema de Lichtheim. O falar espontâneo do enfermo apresenta "parafasia", ele está em condições de repetir o que lhe é dito, mas não entende o que lhe é dito nem o que ele repete.

3. *Afasia de condução de Wernicke.* Esta forma se distingue pela presença de "parafasia", com ausência de outras características.

Acrescento aqui ainda um outro esquema de Lichtheim, no qual o autor, por meio da suposição de um centro visual e um centro da escrita, bem como pela ligação entre esses dois centros, procura fazer jus aos distúrbios da linguagem escrita pertencentes à afasia (Fig. 4). Entretanto, foi primeiramente Wernicke que solucionou, peremptoriamente, num trabalho posterior (*Os mais novos trabalhos sobre afasia, Progressos da Medicina 1885 até 1886*) [*Die Neueren Arbeiten über Aphasie, Fortschritte der Medicin 1885 bis 1886*], essa questão, a partir do exemplo fornecido por Lichtheim.

Sabendo que Lichtheim comprova todas as formas de dissociação da capacidade de linguagem [*Sprachfähigkeit*], que se derivam de seu esquema, através de casos observados de fato – mesmo que em pequeno número –, dir-se-á, então, que o grande sucesso que a concepção das afasias proposta por Lichtheim teve não é, certamente, injustificado.

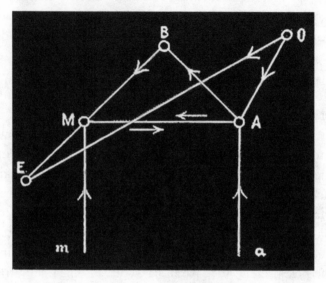

Figura 4 – Fig. 2 em Lichtheim, On Aphasia, p. 437. No esquema significam O o centro visual, E o centro da escrita. Na p. 443 Lichtheim apresenta um outro esquema que mostra o centro E em ligação direta com A e O em vez e estar em ligação direta com M e O.[12]

O esquema de Lichtheim fora estabelecido por via dedutiva; ele conduziu a formas surpreendentes e até então não observadas de dissociação de linguagem, e o fato de se ter conseguido, *a posteriori*,[13] confirmar pela observação essas formas construídas acabou por valer como prova irrefutável da legitimidade dos pressupostos de Lichtheim. Não constitui tampouco demérito ao esquema de Lichtheim o fato de se acentuar que este esquema não deve ser entendido no mesmo sentido do esquema de Wernicke. Este último pode ser, por assim dizer, circunscrito ao cérebro, ou seja, a posição dos centros e das vias de condução nele contidos está anatomicamente verificada; o esquema de

O valor do esquema de Lichtheim.

Lichtheim acrescenta novas vias de condução, das quais ainda não possuímos conhecimento anatômico. Daí não se poder, por exemplo, asseverar se os centros e as vias de condução de Lichtheim encontram-se tão separados como estão representados, ou se, o que é muito mais provável, uma via de condução "interna" e outra "externa" de um centro confluem numa só via para percorrerem um longo trajeto, o que para a fisiologia da função da linguagem seria absolutamente indiferente, mas para a patologia do domínio da linguagem no córtex seria muito significativo. Se a descrição de Lichtheim fosse apoiada em novas descobertas anatômicas, então não seria possível nenhuma outra contraditória e estaria resolvida a maioria das considerações a serem aventadas posteriormente.

Algo mais grave adquire uma importância decisiva, a saber, que a ordenação dos distúrbios de linguagem realmente existentes, a partir do esquema de Lichtheim, traz consigo, com frequência, dificuldades, pois na maioria das vezes cada uma das funções de linguagem encontra-se prejudicada em diferentes graus, em vez de algumas estarem totalmente anuladas e as outras permanecerem incólumes. Soma-se a isso o fato de a facilidade com que se podem atribuir a lesões combinadas os distúrbios de linguagem que não se explicam através de uma única ruptura no esquema deixar, na busca por explicações, uma margem grande demais à arbitrariedade. Mas enquanto se trata, até aqui, de falhas presentes, em maior ou menor grau, em quaisquer esquematizações, uma outra demanda se pode colocar ao esquema de Lichtheim, em especial, à qual ele, de fato, parece não estar em condições de satisfazer; por sua própria natureza, ele deve almejar a completude, ou seja, deve querer possibilitar a acomodação de cada uma das formas observadas de distúrbios de linguagem. Ora, Lichtheim já

Oposição ao esquema de Lichtheim sobre as afasias.

conhecia um caso frequente, cuja explicação ele não podia fornecer a partir de seu esquema: a coocorrência de afasia motora com "cegueira de escrita" [*Schriftblindheit*] (alexia), que, de fato, é frequente demais para ser resolvida através da coocorrência casual de duas rupturas. Para esclarecer esse complexo de sintomas, Lichtheim supôs que se trata aqui de casos de perda completa de todas as funções da linguagem, nos quais o distúrbio que retrocede mais facilmente, a saber, a surdez verbal, já estaria superado, de tal sorte que neste estágio restariam apenas os outros distúrbios principais: afasia motora e cegueira de escrita. Contudo, essa explicação parece não proceder, pois Kahler,[14] algum tempo depois, relatou um caso de afasia rapidamente superada, na qual o enfermo, após sua convalescença, assegurou que não conseguia falar, somente "resmungar", e que não conseguia ler, porque as letras se lhe apresentavam como que "borradas", mas que ele teria entendido tudo o que lhe havia sido dito. Essas e outras experiências semelhantes devem, contudo, ter levado um dos mais ponderados neurologistas alemães, Eisenlohr,[15] a conceder ao esquema das afasias de Lichtheim nada além de um valor "predominantemente didático".[16]

II.

A ideia de que os distúrbios de linguagem observados na clínica, contanto que tenham, de fato, uma base anatômica, provenham da ruptura dos centros de linguagem ou da destruição das vias de associação da linguagem [*Sprachassoziationsbahnen*], a ideia, portanto, de que seria lícito distinguir afasia de centro de afasia de condução, foi, se não expressa, ao menos tacitamente aceita por todos os autores desde Wernicke. Talvez fosse o caso de investigar de forma mais acurada a legitimidade dessa distinção, já que ela está vinculada a uma concepção, por princípio

Investigação sobre a diferenciação entre afasias de centro e de condução.

muito importante, do papel dos centros no córtex cerebral e da localização de funções psíquicas, tal como foi discutido acima segundo Wernicke.

Aqueles que assumem como verdadeira a suposta diferença entre um "centro de linguagem" e uma mera via de ligação (composta por um feixe de substância branca) deverá esperar necessariamente que a destruição de um centro ocasione o surgimento de um distúrbio de função muito mais grave que qualquer distúrbio ocasionado pela ruptura de uma via de condução.

Essa expectativa parece se confirmar pela descrição de Wernicke. A afasia de condução de Wernicke, provocada pela ruptura da via *a-b*, conforme a Fig. 1, caracteriza-se meramente pela confusão de palavras ao falar, permanecendo preservadas a possibilidade de dispor do vocabulário e a compreensão das palavras; o que resulta disso, portanto, é um quadro patológico muito mais ameno do que as afasias motora e sensória, provocadas pela destruição dos centros *a* e *b*.

Há, entretanto, uma circunstância peculiar a ser considerada em relação à afasia de condução de Wernicke. O distúrbio de função a ela atribuído não pode ser derivado do esquema de Wernicke. Wernicke assevera que pela ruptura da via *a-b* seria ocasionada a parafasia; se nos perguntarmos, contudo, que consequência se deveria esperar em função da ruptura dessa via, então temos como resposta: pela via *a-b* foi aprendido o falar, que consiste na reprodução de um som de palavra percebido; a tarefa dessa via é a repetição do que foi ouvido; a consequência de sua ruptura deveria ser necessariamente que a *repetição* se tornasse impossível, permanecendo preservados o falar espontâneo e a compreensão das palavras. Ora, qualquer um haveria de admitir, contudo, que uma tal

Crítica da
afasia de
condução
de Wernicke.

dissociação da faculdade de linguagem jamais fora observada e que não há probabilidade alguma de que ela venha a sê-lo. A capacidade de repetir o que é ouvido nunca é perdida quando as capacidades de falar e de entender são preservadas, ela inexiste tão somente quando 1 – não se pode falar de maneira alguma ou então, quando 2 – a audição das palavras está comprometida. Conheço apenas um único caso no qual o falar espontâneo não vem acompanhado também da capacidade de repetição. Há, a saber, pacientes com afasia motora que conseguem, ocasionalmente, externar uma maledicência ou uma palavra complicada, que, de resto, não se encontra dentre seus "restos de linguagem" (Hughlings Jackson).[17] Quando se incitam esses pacientes a reproduzirem novamente o que acabaram de externar espontaneamente, eles já não o conseguem. O que se verifica aqui, contudo, é um caso completamente diferente; os pacientes não conseguem, tampouco, repetir *espontaneamente* esse enriquecimento único de seu conteúdo de linguagem. Mais tarde tiraremos uma conclusão muito importante do fato indubitável de que *não existe supressão isolada da capacidade de repetição*, de que a repetição (preservada intacta a compreensão das palavras) é sempre bem-sucedida quando o falar espontâneo é possível, ou seja, a conclusão de que *a via pela qual se dá a fala é idêntica à via pela qual se dá a repetição.*

É-nos dado, portanto, dizer que a afasia de condução de Wernicke não existe, pois uma forma de distúrbio de linguagem que tivesse tais características não pôde ser encontrada. Wernicke situou equivocadamente esse distúrbio de linguagem na região da ínsula. O adoecimento da ínsula deve, pois, produzir uma outra forma de distúrbio da linguagem. De fato eu encontro, na excelente descrição das afasias feita por Bastian,[18] a informação pertinente de que

Ela não pode ser derivada do esquema – afasia da ínsula.

o adoecimento da ínsula provoca a típica afasia motora. A questão da afasia da ínsula, que seria de grande importância para todas as nossas discussões, infelizmente ainda não foi esclarecida pelas experiências realizadas até o momento. Meynert,[19] De Boyer[20] e o próprio Wernicke,[21] entre outros, defendem firmemente que a ínsula pertenceria à área da linguagem, ao passo que o discípulo de Charcot (Bernard)[22] nem sequer leva em conta uma tal relação da ínsula com a área da linguagem. Da conferência proferida em 1887 por Naunyn,[23] nada de decisivo resultou no que tange a essa questão. Ainda que seja altamente provável que o adoecimento da ínsula provoque um distúrbio de linguagem não meramente devido à contiguidade anatômica, não se pode precisar, de maneira alguma, se esse distúrbio de linguagem corresponde a uma forma específica e de qual forma se trata.[24]

Reservamos a uma posterior discussão qual significado o sintoma de parafasia (confusão de palavras) [*Wortverwechslung*] pode reclamar para si e como Wernicke chegou a postulá-lo como característico de uma ruptura entre *a* e *b*. Neste ponto gostaríamos de mencionar que a parafasia observada em pessoas enfermas em nada se diferencia daquela confusão de palavras, nem da sua mutilação, que a pessoa saudável pode observar[25] em si mesma em função do cansaço, da atenção dividida ou por influência de afetos perturbadores, através da qual, por exemplo, nossos palestrantes tornam nossa escuta tão frequentemente algo penoso. Parece-nos apropriado considerar a parafasia, em sua abrangência mais ampla, um sintoma puramente funcional, um indício de capacidade de desempenho menos acurada do aparelho associativo de linguagem. Isso não exclui o fato de que ela possa ocorrer, em sua forma

Parafasia não é sintoma focal.

mais típica, como sintoma orgânico focal. Somente um meritório autor, Allen Starr,[26] empreendeu o esforço de rastrear pormenorizadamente os fundamentos anatômicos da parafasia. Ele chegou à conclusão de que a parafasia pode ser produzida por lesões nas *mais variadas* regiões. Foi impossível a ele próprio descobrir um traço patológico distintivo constante entre os casos de afasia sensória *com* e *sem* parafasia.

Poder-se-ia levantar a objeção de que a crítica supra-citada à afasia de condução de Wernicke seja injustificada, porque ela não teria previsto uma possibilidade. Nela, não precisaria ocorrer a impossibilidade da repetição, porque a palavra ouvida, que não pode ser diretamente trans-ferida para o centro motor *b*, é repetida no desvio pela via da "compreensão". A via de ligação A-B-M (Fig. 3) entraria no lugar da via rompida A-M, pela qual, em cir-cunstâncias normais, dá-se a repetição. Se esse desvio é realmente passível de ser percorrido, a afasia de condução teria de ser caracterizada como um estado no qual, de um lado, a compreensão de palavras e o falar espontâneo estariam preservados, a repetição de palavras compreendi-das estaria igualmente preservada e, de outro, a repetição de palavras não compreendidas, como as de uma língua estrangeira, por exemplo, estaria, contudo, suspensa. Tam-bém esse complexo sintomático ainda não foi observado, embora também ainda não tenha sido investigado. Seria possível que, oportunamente, ele fosse verificado.

Ao reconhecermos a legitimidade dessa solução, deparamo-nos, porém, com uma segunda expectativa, que se deveria vincular à separação estanque dos centros de linguagem e de suas respectivas vias associativas. A destruição de um centro causa naturalmente uma perda

Discussão sobre distúrbio de linguagem provocado por lesão sensória.

insubstituível de função; se, entretanto, somente uma via de condução encontra-se interrompida, deveria ser possível estimular o centro intacto através de um desvio feito por uma via de condução preservada e tornar as imagens de lembrança desse centro, ainda assim, úteis à função. Se procurarmos por um caso no qual uma tal especificidade da compensação de distúrbios de linguagem possa se mostrar, então se nos apresenta, prontamente, um exemplo cuja discussão é de suma importância para toda a concepção das afasias em geral.

Há casos de perda da compreensão da palavra (surdez verbal) [*Worttaubheit*] sem distúrbio do falar espontâneo. Estes são raros, mas ocorrem, e pode-se afirmar que a doutrina das afasias teria tido um outro desenvolvimento se os primeiros exemplos de afasia sensória de Wernicke tivessem sido desse tipo. Isso, contudo, não aconteceu; os casos de afasia sensória examinados por Wernicke mostraram também, assim como a maioria dos casos observados posteriormente, um distúrbio da expressão verbal, o qual nós denominaremos provisoriamente, acompanhando o descobridor da afasia sensória, de parafasia. Naturalmente, um tal distúrbio de linguagem não se explicou a partir do esquema de Wernicke, pois, de acordo com ele, as imagens de movimento de palavra estão intactas e os caminhos que levam dos conceitos até elas encontram-se igualmente intactos; portanto, quando se fala, não há razão alguma para se entender por que não se fala corretamente. Para a explicação da parafasia no contexto de uma afasia sensória pura, Wernicke teve, então, de apoiar-se num aspecto funcional não dedutível do esquema. Ele lembrou-se de que a via a-b[27] seria aquela pela qual o falar fora aprendido. Posteriormente, fala-se por um caminho direto partindo do conceito, contudo a via a-b conserva ainda uma certa importância para a linguagem; ela será a cada vez coinervada no falar espontâneo e exercerá, desta forma, uma contínua correção no decorrer das representações de movimento. A ausência dessa inervação paralela da via *a-b* tem como efeito a parafasia.

A tentativa de explicação de Wernicke para esse distúrbio.

As ideias de Wernicke sobre esse difícil ponto não são de forma alguma claras, e, ao que me parece, nem mesmo coerentes. Pois, um pouco adiante (1874, p. 23) ele afirma que a mera existência da via *a-b*, sem sua inervação intencional, já bastaria para assegurar a seleção das representações de movimento corretas. É de se indagar de que modo a mera existência dessa via, mesmo quando ela não é coinervada, pode exercer esse poderoso efeito sobre o processo motor durante a fala; de que modo esse efeito pode se expressar, no caso de essa via receber uma inervação colateral durante a fala; se o centro *b* somente envia o impulso articulatório [*Artikulationsimpuls*] depois que a excitação provinda do centro *a* chega até ele; se, ao contrário, começa-se antes a falar e cometem-se erros, e essa via, então, por meio da excitação [*Erregung*] provinda do centro acústico da palavra os corrige – a descrição de Wernicke não me fornece qualquer resposta clara e inquestionável a nenhuma dessas indagações. Creio que Lichtheim tenha percebido essa falha na tentativa de explicação de Wernicke, pois ele exprime de modo muito mais acurado a condição para se evitar a parafasia. Não bastaria, para tanto, que as imagens dos sons de palavras estivessem intactas; elas deveriam, também, ligar-se, através da via *a-b,* às imagens de movimento de palavras. Um passo adiante teria conduzido Lichtheim à suposição de que a fala não se dá senão exclusivamente pelo caminho que passa pelas imagens de som e pela via A-M. Pois a influência de A sobre o caminho A-M é claramente inútil se ela é exercida apenas após já se ter dado a fala a partir do centro M; não se dará a fala até o momento em que essa excitação tenha chegado a M, e, então, solucionam-se satisfatoriamente todas as dificuldades quando abandonamos a suposição supérflua de que para se falar haveria ainda a necessidade de uma excitação específica de M, provinda do conceito.

Seja como for, gostaríamos de retornar ao ponto segundo o qual, no caso da afasia sensória (destruição de A), o falar espontâneo se torna parafásico, de acordo com Wernicke e Lichtheim, porque as imagens de som em A, que exercem a função de correção, estão destruídas. *A clínica não oferece prova alguma para a dignidade psíquica dos centros.* Dever-se-ia esperar, então, que resultasse uma diferença clinicamente observável, quando essas imagens de som, tão importantes, não estivessem destruídas, mas sim e tão somente quando estivesse interrompida a via que as liga a M. Deveríamos necessariamente reconhecer, numa tal diferença, uma prova de que centro e vias de condução têm realmente significados diferentes; uma prova, pois, de que as representações estão contidas somente no primeiro, e não também nas últimas. As imagens de som preservadas exerceriam sua influência sobre o falar através do desvio passando pelos "centros de conceito", como esclarecemos anteriormente, ao nos referirmos ao que torna possível a repetição. Se retomarmos, agora, o caso no qual, estando preservado o centro e estando rompida, porém, a via de condução, ou seja, o caso da afasia de condução de Wernicke, o que se nos revela é que um tal desvio não será percorrido. A interrupção de A-M tem a mesma consequência que a destruição do próprio centro A, ou seja, a ocorrência de parafasia no falar espontâneo.

A própria afasia de condução de Wernicke, contudo, demonstra-se, ela mesma, pelo que foi dito, insustentável.

Pois, se supusermos que a ruptura da via *a-b* (A-M) não pode ser compensada por um desvio da inervação, ela teria de ter como resultado a incapacidade de repetição e, no caso de admitirmos a possibilidade desse desvio, essa ruptura não poderia sequer resultar em *parafasia*.

De igual maneira, a consideração das outras afasias de condução postuladas por Lichtheim, bem como a consideração dos distúrbios não centrais do ler e do falar levam à seguinte conclusão: *A destruição de um assim denominado centro se caracteriza, meramente, pela ruptura concomitante de várias vias, e uma tal suposição pode ser substituída pela suposição de lesão de várias vias de condução, sem que se deixe, com isso, de ter em devida conta a localização específica de funções psíquicas nos centros.*

Tentativa de Watteville para a distinção da afasia de centro.

Sabendo-me bastante isolado diante do seguinte postulado – de que a dignidade psíquica específica atribuída aos centros de linguagem deveria, necessariamente, deixar-se entrever também por meio de algum elemento na observação clínica dos distúrbios de linguagem –, não quero deixar de aduzir que Watteville,[28] em uma pequena porém substanciosa dissertação, trouxe à tona uma linha de raciocínio bastante semelhante. Diz esse autor:

Chegamos à ideia de que esses centros sejam locais de armazenamento, nos quais ficam guardadas imagens de lembrança de diferentes naturezas, tanto motoras como sensórias. Por outro lado, não nos é permitido procurar o substrato fisiológico da atividade anímica[29] [*Seelentätigkeit*] na função desta ou daquela parte do cérebro, mas sim concebê-la como resultante de processos que se estendem para muito além do cérebro. Dessas duas pressuposições extrai-se como consequência que as lesões cuja sintomatologia não permite que se reconheçam diferenças consideráveis, ainda assim, no que tange ao seu significado psíquico, comportam-se de maneira muito diferente. Vejamos dois casos de afasia motora, dos quais um é provocado pela destruição do próprio centro de Broca, e o outro, provocado pela ruptura dos feixes centrífugos que dele partem. No primeiro caso, o doente perdeu a capacidade de dispor das imagens de movimento de palavra, ao passo que, no segundo, essa capacidade é preservada. Ora, muito já se falou sobre o efeito da afasia na inteligência e, apesar de boas observações, chegou-se dos dois lados a resultados bastante contraditórios. Não deveria estar a solução dessa aparente contradição nas relações por nós aventadas? [...] Parece-nos legítimo supor que, no caso de uma lesão central da linguagem, o enfermo deva ter necessariamente sofrido também um prejuízo intelectual, ao passo que esse não é necessariamente o caso, em se tratando de uma lesão das vias de condução.

Dúvida sobre a legitimidade de um esquema localizacionista.

Não creio haver alguém que já se tenha submetido ao esforço de efetuar o tipo de comprovação mencionado por Watteville; tenho apenas a impressão de que a relação esperada entre um prejuízo intelectual mais grave e uma afasia "central", diferentemente de uma afasia de condução, não se comprovaria.

III.

Enquanto nos esforçávamos para descobrir quais relações, observadas na manifestação clínica dos distúrbios de linguagem, confirmam a aludida importância psíquica dos centros de linguagem, e, com essa finalidade, submetíamos a afasia de condução de Wernicke a uma investigação crítica, deparamo-nos com fatos que necessariamente nos levaram a duvidar da acuidade de um esquema baseado essencialmente na localização. Não se comete injustiça alguma quando se caracteriza como tal o esquema de Wernicke-Lichtheim; entretanto, é preciso lembrar que ambos os autores também lançam mão, sem a devida reflexão, de aspectos funcionais para o esclarecimento dos distúrbios de linguagem. Uma descrição que pretendesse esclarecer os distúrbios de linguagem observados tendo por base exclusivamente a diferente localização de lesões destrutivas teria necessariamente de se restringir à suposição de um número de centros e vias de condução que funcionassem de forma independente uns dos outros e que fossem postos fora de funcionamento pelas lesões com a mesma facilidade. Como vimos, porém, Wernicke e Lichtheim não puderam evitar vincular a função do centro motor M não apenas à sua integridade anatômica, mas também à preservação de sua ligação com o centro sensório A. Com efeito, Lichtheim fez uma surpreendente descoberta, cuja comprovação faria diminuir ainda mais a importância do aspecto localizacionista. Ele se fez a pergunta se pessoas com afasia motora dispõem da assim chamada "fala interna",[30] quer dizer, do soar interno das palavras, que elas não conseguem proferir. Para responder a essa questão ele pediu aos enfermos que apertassem sua mão tantas vezes quantas fossem as sílabas da palavra em questão e descobriu que os enfermos não estavam em condição de atestar, dessa forma, seus conhecimentos sobre a palavra. É evidente que tal fato não poderia deixar de exercer a mais profunda influência sobre nossas concepções do processo da linguagem, pois o centro A encontra-se, de fato, intacto, suas ligações com o restante do córtex ilesas, existindo apenas uma lesão muito afastada da porção sensória do aparelho de linguagem, em M, o centro das representações de movimento da linguagem,

Importância do teste de sílabas de Lichtheim.

e, entretanto, o enfermo, em função da existência de uma lesão circunscrita ao terceiro giro frontal, não é capaz de evocar os sons de palavra contidos no lobo temporal a partir do restante de sua atividade cerebral (algo como a partir das percepções óticas).

Infelizmente, esse fato, que deveria constituir a pedra angular de uma nova teoria dos distúrbios de linguagem, ainda não foi indubitavelmente comprovado. De imediato pode-se apontar uma objeção contra o modo pelo qual Lichtheim quis comprová-lo. Ele testou se os enfermos dispunham dos sons de palavra investigando se eles estavam em condição de indicar o número de sílabas das palavras em questão; porém, pode-se presumir que esses enfermos estivessem acostumados a encontrar esse número de sílabas somente por meio de uma transferência[31] do som para a via motora da linguagem. O modelo de teste teria sido, então, inapropriado, pois ele pressupõe exatamente que a via de condução destruída em casos de afasia motora esteja intacta. Uma objeção que Wysman[32] levanta contra a validade do teste de Lichtheim coincide, creio eu, com a minha. Resta ainda, porém, um ponto a ser analisado. Lichtheim informa que ele não pôde utilizar seu teste em casos de indubitável afasia motora (cortical) (destruição de M), pois ele não dispunha de casos puros dessa espécie nos últimos tempos. Ele relata meramente um caso da assim chamada afasia motora *transcortical*,[33] para o qual esse teste fracassou, apesar de que, neste caso, o centro M não foi tido por destruído, mas somente suas vias de ligação M-B. Posteriormente irei, contudo, mostrar que esses casos da assim chamada afasia motora transcortical exigem uma outra concepção, à qual melhor se adequa o desconhecimento dos sons de palavra. Assim sendo, a pergunta se o acesso aos sons de palavra encontra-se preservado ou se

Uma via direta para o falar espontâneo é contestada.

ele é suprimido na afasia motora me parece totalmente aberta. Todavia, eu não pretenderia construir uma teoria sobre as afasias sem que eu tivesse conhecimento mais seguro sobre este ponto.

Voltemos agora aos dois outros argumentos que nos impelem a questionar a independência funcional do centro M. 1. Se houvesse uma ligação do centro M com B (a via para o falar espontâneo) que fosse diferente da ligação com A (a via que possibilita a repetição da palavra ouvida e o falar correto), então deveríamos necessariamente encontrar distúrbios da repetição sem distúrbios correspondentes da fala espontânea. Demonstramos pormenorizadamente não ser esse o caso. Concluímos, então, que essas duas vias coincidem. 2. Vimos que uma lesão no centro A ou na via de condução A–M produz um distúrbio de linguagem que obrigou Wernicke e Lichtheim a levarem em consideração aspectos funcionais para seu esclarecimento, sem, contudo, esclarecerem satisfatoriamente o fato fundamental do *surgimento na afasia sensória de distúrbio da fala*.[34] Também essa dificuldade desaparece se supusermos que exista somente a via de condução A–M e que a fala espontânea ocorra somente por meio das imagens de som. Essa suposição se mostra cada vez mais provável, se considerarmos que a via de condução A–M foi de fato, indubitavelmente, a primeira via através da qual a criança aprendeu a falar. Com efeito, Wernicke supõe que, quando o falar já tenha sido aprendido por essa via, seja criada uma outra, mais direta, que prescindiria das imagens de som; porém, não fica claro de que maneira o aprendizado adquirido pela primeira via deva levar ao abandono desse mesmo caminho e à escolha de um novo. Quase todos os autores precedentes, inclusive Kussmaul,[35] defenderam que o falar espontâneo acontece seguindo o mesmo caminho que a

O distúrbio de linguagem provocado por uma lesão sensória é mais que parafasia.

repetição, passando pelas imagens de som, e, dentre os novos autores, Grashey[36] retomou essa suposição. Também nunca pude entender, na exposição geralmente tão clara de Lichtheim, a discussão na qual esse autor defende, contra Kussmaul, sua afirmação da existência de uma via da linguagem motora direta.

Se aceitarmos que a via utilizada para o falar espontâneo passe pelo centro sensório A, o distúrbio de linguagem ocorrido em virtude de lesão sensória adquire para nós, naturalmente, um interesse especial. De fato, ficamos com a impressão de que Wernicke e Lichtheim, com a designação de uma "parafasia", não puderam proporcionar o reconhecimento pleno a essa via. Por parafasia devemos necessariamente entender um distúrbio de linguagem no qual a palavra apropriada é substituída por uma inapropriada que, contudo, mantém sempre uma certa relação com a palavra correta. Podemos delinear essas relações com apoio nas exposições de um filólogo, Delbrück,[37] mais ou menos da seguinte maneira: trata-se de parafasia quando o falante utiliza uma palavra em vez de outra, que sejam ligadas em função de significado próximo ou que sejam ligadas uma à outra por meio de *Delimitação da parafasia.* associação frequente, por exemplo, quando ele usa *pena* em vez de *lápis*, *Potsdam* em vez de *Berlim*. Além disso, quando ele confunde palavras que têm sons semelhantes, *manteiga* [*Butter*][38] em vez de *mãe* [*Mutter*], *cânfora* [*Campher*] em vez de *panfleto* [*Pamphlet*], e, finalmente, quando ele comete falhas na articulação (parafasia literal), nas quais letras isoladas são substituídas por outras. Fica-se tentado, diante dessas diversas formas de parafasia, a se diferenciar entre elas com base no local no aparelho de fala [*Sprechapparates*] em que o atabalhoamento se introduziu. Além disso, deve-se denominar também parafásico quando duas intenções de fala fundem-se, produzindo uma palavra deformada, como em *päe* [*Vutter*] para *mãe* [*Mutter*] ou *pai* [*Vater*]; e chegou-se ao acordo de que serão tidas como parafasia aquelas modificações nas quais um determinado substantivo for substituído por um outro que seja o mais indeterminado possível (*coisa* [*Dings*], *machine*, *chose*),[39] ou por um verbo. O distúrbio de linguagem da afasia sensória, entretanto, extrapola sobremaneira essas características parafásicas. Há casos em que os pacientes com afasia sensória não pronunciam sequer uma só palavra compreensível, enfileiram sílabas sem sentido em sequências intermináveis (gíria,[40] afasia de jargão[41] dos autores ingleses); em outros casos, como no descrito pelo próprio Wernicke, é notável ao menos a pobreza da formação de palavras com algum significado preciso, a abundância de partículas, interjeições e outros assessórios da linguagem, a frequente repetição de substantivos e verbos já proferidos. A paciente de Wernicke proferiu, por exemplo, em uma época em que ela já havia demonstrado "progressos significativos",[42] no momento em que alguém lhe dera algo de presente: "Aí deixo eu a mim muitas muitas vezes todo o possível, que o senhor somente visto tenha. Eu agradeço muito mais quero muitas queridas vezes, que o senhor me dito isso tudo. É, aí eu agradeço muitas vezes, que o senhor tenha sido tão bom, que o senhor tenha sido tão bonzinho".[43] Lembro-me de ter visto um caso de afasia sensória no próprio hospital geral de Viena – Senhora E., ela nos foi apresentada como um caso de "confusão encefálica" – cuja linguagem demonstrava as mesmas particularidades: o empobrecimento de cada umas das partes do discurso determinadas precisamente, tais como substantivos, adjetivos e verbos; a abundância de todas as partes do discurso indiferentes e a repetição

Como se explica a afasia motora transcortical de Lichtheim?

das mesmas palavras que ela tenha conseguido proferir uma vez. Wernicke procurou caracterizar o distúrbio de linguagem da afasia sensória como sendo "manutenção do vocabulário com parafasia". Creio ser mais correto descrevê-la como "empobrecimento do vocabulário com riqueza de impulsos de fala [*Sprachimpulse*]".

Se, porém, riscamos do esquema de Lichtheim a via para o falar espontâneo B-M, como explicamos, então, os casos da assim chamada *afasia motora transcortical*, que Lichtheim esclarece tão espontaneamente por meio da ruptura exatamente desta via? Recordamo-nos que esses casos apresentam a particularidade de o falar espontâneo ser completamente impossível, enquanto a repetição, a leitura em voz alta (ou seja, o falar a partir da imagem de escrita), e assim por diante, ocorrem de forma desimpedida.

Encontramo-nos afortunadamente na posição de alcançar a compreensão desses casos por outro caminho. Heubner[44] publicou, há pouco, uma observação de afasia à qual teremos de nos referir repetidas vezes em função de sua grande importância. O paciente perdera a faculdade de falar espontaneamente, possuía, contudo, a capacidade de repetir e de ler em voz alta; ele apresentava, então, uma típica afasia *motora transcortical*. Ademais, ele perdera a compreensão da linguagem e não entendia, tampouco, o que ele mesmo lia, escrevia ou repetia – distúrbios que correspondem aos da afasia *sensória transcortical* de Lichtheim. Seu caso não poderia ser esclarecido, portanto, por meio de uma simples lesão no esquema de Lichtheim, mas sim, através da coocorrência de duas lesões, a saber, nas vias B-M e B-A.

Observação de Heubner.

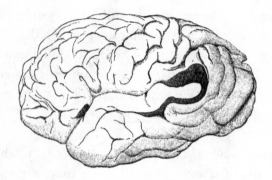

Figura 5 – Resultado de autópsia no caso de Heubner.

A autópsia desse doente resultou na descoberta de um amolecimento do córtex de localização muito interessante, em todo o caso no domínio sensório, que contornava a área de Wernicke, o primeiro giro temporal, e que a separava do restante do córtex nos limites superior, posterior e inferior, e, além disso, indicou um amolecimento superficial do córtex, quase do tamanho de uma lentilha, numa quina do terceiro giro frontal (Fig. 5).

Por conseguinte, o esquema de Lichtheim pareceu, a princípio, comprovado; contudo, numa reflexão mais detida, deve-se necessariamente dar razão a Heubner no que tange à consideração de que a lesão presente no domínio motor é muito mais restrita e insignificante do que deveria ser para que se pudesse atribuir a ela o "poderoso e profundo distúrbio de linguagem". A propósito, ela está situada no próprio córtex, é uma lesão cortical e em nenhum sentido uma lesão a que se deva denominar transcortical, e se ela tivesse provocado distúrbios, estes teriam ocorrido tanto na repetição quanto no falar. Resta-nos, então, apenas a significativa lesão no domínio sensório para o esclarecimento do distúrbio observado, e extraímos desse caso que uma separação dos centros sensórios de suas outras ligações corticais, ou seja, uma lesão *transcortical–sensória* também provoca supressão do falar espontâneo, ou seja, que a via B-M coincide com a via B-A ou, em outros termos, que *somente se fala por intermédio das imagens de som.*

Observação de Magnan e de Hammond.

Recordamo-nos de que Lichtheim estabeleceu, com o auxílio de seu teste de sílabas em seu caso de afasia motora subcortical,[45] que o enfermo não podia excitar a imagem de som das palavras através de suas atividades de pensamento. Se nos for permitido tirar conclusões, a partir do caso de Heubner, sobre o caso de Lichtheim, que, de todo o modo, demonstra um prejuízo menor às funções da linguagem, então nele a lesão também estaria situada no domínio sensório, e o resultado negativo do teste perderia, assim, o significado que ele teria tido num caso de indubitável lesão motora.

É, todavia, no mínimo temerário fundamentar uma decisão em um único caso, especialmente por se tratar de um caso que, contudo, apresenta uma pequena lesão no domínio motor. Por isso me esforcei em encontrar alguns outros casos da assim chamada *afasia motora transcortical* que tivessem resultados de autópsia e cheguei, nessa empreitada, ao seguinte resultado inesperado. A incapacidade do falar espontâneo, com a capacidade de repetição preservada, não permite concluir necessariamente uma localização no domínio sensório. Esse sintoma característico da afasia motora transcortical encontra-se igualmente em casos em que o adoecimento se situa exclusivamente na região motora, mas somente em um único caso a lesão deveria realmente ser descrita como uma lesão *transcortical*. Tratava-se neste caso (Magnan),[46] pois, de um tumor que se alojava na superfície interna da *dura mater*,[47] fincado de cima no hemisfério esquerdo como uma cunha e com seu ápice chegando até o terceiro giro frontal e até o terço anterior da borda superior da ínsula. A paciente era incapaz de dar notícia sobre si mesma, falava apenas palavras soltas e sílabas sem sentido, porém podia repetir corretamente as palavras que ela ouvia.

Nos outros dois casos que encontrei providos de resultados de autópsia, a lesão encontrava-se no próprio córtex motor; mais precisamente, ela era "transcortical" no sentido próprio deste termo, que o torna tão inapropriado para utilização na doutrina das afasias. A lesão consistia, em um dos casos, em uma hemorragia recobrindo o centro motor, e no outro ela consistia em uma lasca de osso encravada no centro motor. Ambos os casos pertencem a Hammond[48] e são descritos por ele da seguinte forma:

Caso I. Hammond, ao encontrar-se no verão de 1857 diante de uma tropa de soldados e trabalhadores nas Rocky Mountains, um dos trabalhadores, um mexicano, recebeu de um outro trabalhador uma pancada com um porrete na têmpora esquerda, de tal forma que ele desabou sem consciência. Quando o sujeito machucado voltou a si, havia perdido completamente sua memória verbal, mas de modo algum tinha perdido a faculdade de articulação. Ele não conseguia falar nada por si só, mas quando alguém lhe dizia algo, podia repetir sem qualquer falha de articulação, desde que não fossem muitas as palavras que lhe houvessem sido ditas de uma só vez. Quando Hammond, por exemplo, o perguntou: "*Como sientes ahora?*"[49] (Como se sente agora?), ele então repetiu: "*Como sien, sien, sien*" e irrompeu em lágrimas. O paciente morreu no dia seguinte e apresentou uma "equimose do tamanho de uma moeda de meio dólar que atingia a porção esquerda do lobo frontal em sua borda lateral posterior"[50] e, além disso, uma laceração da artéria meníngea média direita.

Tender-se-á talvez a supor que a investigação de Hammond, neste caso, pode não ter sido muito exaustiva, já que ele acrescenta a seguinte observação: "não atribuí importância especial alguma ao dano do lobo frontal esquerdo àquela época; somente a partir da discussão na Academia de Paris em 1861 é que cheguei à convicção de que a *afasia amnésica* desse caso advinha desse dano".

A afasia motora transcortical ocorre por lesões motoras e sensórias.

Caso II. No inverno de 1868/1869, Hammond viu um homem que, alguns meses antes, durante o trabalho em uma pedreira, sofrera o impacto de uma máquina contra o lado esquerdo da cabeça. O paciente parecia muito inteligente, compreendia tudo o que lhe diziam, fazia os mais desesperados esforços para falar por conta própria, contudo nunca soltava outras palavras a não ser "sim" e "não". Hammond perguntou-lhe: "O senhor nasceu na Prússia?" – "Não." – "Na Baviera?" – "Não." – "Na Áustria?" – "Não." – Na Suíça?" – "Sim, sim, sim, Suíça, Suíça.".[51] Então ele riu e moveu a mão em todas as direções. – Hammond supôs que, em função daquele acidente, uma fratura no osso craniano teria ocorrido e que uma lasca de osso pressionava o terceiro giro frontal. Ele recomendou uma trepanação,[52] que foi inclusive realizada e que confirmou seu diagnóstico em toda sua extensão. Tão logo o paciente acordou de seu estado de narcose, sua linguagem já havia sido restabelecida.[53]

Vemos, então, que a afasia motora transcortical de Lichtheim aqui é ocasionada por lesões que não têm o mínimo em comum com a ruptura de uma via B-M.

Em uma consideração mais detida desses casos surge diante de nós outro ponto de vista importante que se estaria justificado em considerar também para outros distúrbios da linguagem. Sabe-se de modo geral que a afasia motora, na grande maioria dos casos, tem por base um amolecimento. Ora, é certamente uma coincidência digna de atenção que os casos da assim chamada afasia transcortical, anteriormente mencionados, remontam sem exceção a lesões de outra natureza, inclusive o caso de Heubner que apresenta uma lesão sensória. O caso exemplar do próprio Lichtheim é de natureza traumática, bem como ambos os casos de Hammond. No caso de Magnan, finalmente, tratava-se de um tumor.[54]

Agora sabemos que as partes do cérebro, cujos adoecimentos se revelam geralmente através de sintomas, somente nos fornecem sintomas locais, diante dos quais resta-nos desvendar o diagnóstico do processo patológico através de circunstâncias colaterais do caso, ou através do desenrolar da afecção. Contudo, o aparelho de linguagem dispõe de uma tal riqueza em meios de expressão dos sintomas que poderíamos esperar dele que revele, pela maneira do distúrbio funcional, não somente a localidade, mas também a natureza da lesão. Talvez nos seja um dia possível separar clinicamente as afasias provocadas por hemorragia daquelas provocadas por amolecimento e reconhecer uma série de distúrbios de linguagem como sendo característica de processos específicos no aparelho de linguagem.

Em relação à assim chamada afasia motora transcortical, em todo o caso, deve-se tomar como algo demonstrado que sua existência nada comprova a favor da suposição de uma via B-M para o falar espontâneo. Essa forma de distúrbio de linguagem sucede tanto por causa de lesões de regiões sensórias da linguagem quanto por estados incomuns de adoecimento da região motora, em função dos quais o centro motor da linguagem *será posto*

Ela baseia-se em um estado funcional reduzido do centro motor. – Os três níveis de excitabilidade segundo Ch. Bastian.

em um estado de funcionamento reduzido em face de seu estado de funcionamento normal.[55]

Charlton Bastian,[56] que explica a afasia motora transcortical de Lichtheim da mesma forma que nós a explicamos, distingue, a propósito, três estados de excitabilidade[57] diminuída de um centro. A redução mais leve se apresenta de tal maneira que o centro não reage mais a um estímulo "voluntário",[58] mas reage ainda ao estímulo provindo do caminho da associação com um outro centro e à excitação sensível direta. Por ocasião de um dano funcional mais grave, o centro reage somente à excitação sensível direta, e, finalmente, no nível mais profundo, essa última reação também cessa. Dever-se-ia, então, supor, no que tange à afasia motora transcortical, que o centro motor ainda pudesse ser posto em atividade por uma excitação sensível direta, mas não mais por um estímulo "voluntário", e, pelo fato de que esse centro motor é sempre estimulado pela associação com o centro sensório acústico, a causa da modificação de excitabilidade pode ser atribuída tanto ao centro sensório quanto ao próprio centro motor.

Notamos, neste momento, que estamos em condição de explicar uma forma de distúrbio de linguagem clinicamente observada pela suposição de uma modificação do estado funcional, em vez de explicá-la por uma ruptura localizada em uma via de condução. Pelo fato deste passo ser de grande importância para a totalidade da concepção das afasias, gostaríamos de repetir, para nossa própria segurança, que fomos impelidos a abandonar a explicação localizacionista, já que os resultados de autópsia (Heubner, Hammond) a contradisseram. A suposição à qual nós acatamos juntamente com Ch. Bastian parece-nos ser uma expressão natural do fato de que a repetição fica sempre preservada por mais tempo do que o falar espontâneo. Veremos posteriormente alguns fatos que nos comprovam também que a ação associativa de um centro é perdida com menos facilidade do que a assim chamada ação "espontânea".[59]

A princípio, a suposição de Bastian contém, em todo o caso, algo de espantoso: ela contrapõe-se de forma irreconciliável a uma linha de raciocínio que lida com lesões circunscritas e seus efeitos. Em primeiro lugar, dever-se-ia admitir que para a explicação de uma redução da excitabilidade em um centro não seria necessária lesão alguma, já que a redução se nos apresenta como um estado "funcional" puro. Trata-se de um fato, e é possível haver estados semelhantes ao da afasia motora transcortical que surjam devido a um mero dano funcional, sem que haja uma lesão orgânica.[60] Quando, entretanto, se percebe mais claramente a relação entre "lesão orgânica" e "distúrbio de função", deve-se adquirir a convicção de que não se pode reconhecer toda uma série de lesões orgânicas senão por meio de distúrbios de função, e a experiência demonstra que, de fato, essas lesões nada mais causam do que distúrbios de função. Há décadas imbuídos do empenho de nos servirmos dos distúrbios que a clínica nos oferece para chegarmos ao conhecimento da localização das funções, acostumamo-nos a exigir das lesões orgânicas que elas destruam totalmente uma parte dos elementos do sistema nervoso e deixem as outras partes totalmente ilesas, pois somente dessa forma elas teriam serventia a nossos objetivos. Somente um pequeno número de lesões preenche esses requisitos. A grande maioria delas não é diretamente destrutiva e atinge um número maior de elementos no âmbito de seu efeito destrutivo.

Além disso, resta-nos voltar um olhar atento à relação entre uma lesão parcialmente destrutiva e o aparelho por ela acometido. Há dois casos plausíveis que também são encontrados na realidade. Ou bem o aparelho se mostra danificado pela lesão em algumas partes isoladas, enquanto suas partes preservadas funcionam de modo inalterado, ou bem ele reage à lesão *como um todo solidário*, não deixa a ausência de partes isoladas ser notada, mas sim mostra-se enfraquecido em sua função, *ele responde à lesão parcialmente destrutiva com um distúrbio de função que também poderia surgir em virtude de um dano imaterial.*[61] O aparelho central em sua extremidade superior apresenta-nos, por exemplo, os dois tipos de reação. Quando há uma pequena lesão orgânica no giro pré-central, seu efeito pode consistir em uma paralisia isolada, como a paralisia do músculo do polegar. Entretanto, o mais comum é que o efeito se revele como uma paresia em grau moderado de todo o braço. O aparelho de linguagem parece, então, demonstrar em todas as suas partes a *segunda* forma de reação à lesão não destrutiva, ele responde a uma tal lesão de modo solidário (pelo menos parcialmente solidário) com um distúrbio funcional.[62] Nunca ocorre, por exemplo, que, em função de uma pequena lesão no centro motor, cem palavras se percam dependendo meramente do local da lesão. É sempre possível demonstrar que a perda parcial é expressão de uma redução funcional geral desse centro. – A propósito, não é óbvio que os centros de linguagem se comportem dessa maneira, e isso nos servirá de auxílio para fazermos, posteriormente, uma ideia bastante precisa da estrutura desses centros.

Antes de finalizar esta discussão sobre a afasia motora, tenho de recapitular dois pontos que encontram aqui a

Reação do aparelho de linguagem a lesões parcialmente destrutivas.

mais apropriada solução. Se a afasia motora transcortical é o sintoma de um estado que se situa entre a normalidade e a completa inexcitabilidade, então, deve-se necessariamente esperar que esse sintoma se instaure no quadro da afasia motora quando ela começar a ser superada, ou seja, que os pacientes com afasia motora aprendam mais cedo e com maior êxito a repetir, antes de voltarem a falar espontaneamente. Creio que um caso de Olge[63] nos permita reconhecer essa característica, porém, de resto, não fui capaz de reunir várias comprovações para minha expectativa. O que posso dizer é que a atenção dos observadores não se dirigiu a este ponto.

Logoplegia.

Além disso, devo considerar uma objeção que certamente cada um dos leitores já fez. Se o falar espontâneo se dá pelo caminho B–A–M passando pelas imagens de som, então toda afasia sensória deveria, necessariamente, acarretar a *perda* da linguagem espontânea e não meramente um distúrbio dela. Como se deveria explicar que na afasia sensória ainda se fala tão *abundantemente*, quando não também corretamente?[64]

Posso apenas reconhecer a dificuldade e responder por meio da indicação de uma outra dificuldade. Há casos de logoplegia, supressão concomitante da compreensão da linguagem e da expressão da linguagem, nos quais poderíamos ver nossa exigência de perda da linguagem espontânea no quadro da afasia sensória confirmada. Eles se baseiam, contudo, em lesões múltiplas ou extensas que atingem, ao mesmo tempo, o território motor e o sensório. Esses casos demandam um procedimento clínico todo especial. O distúrbio sensório melhora, de fato, e em um estágio posterior o doente apresenta o quadro de uma afasia motora pura. Pode igualmente ocorrer que um caso patológico se apresente desde o início como afasia motora, ao passo que se averigua na autópsia que não apenas a área de Broca, mas também uma grande parte do restante da região da linguagem, inclusive a área de Wernicke, encontra-se igualmente destruída. Kahler[65] relatou um desses casos, que não são raros, e reuniu o restante deles. É conhecida, com certeza, a existência de destruição do centro sensório A sem surdez verbal, ao menos sem que ela persista, apesar de toda surdez verbal dever ser relacionada à lesão desse centro. A solução para essa contradição é algo que não posso determinar neste momento; presumo, apenas, que sua explicação traria consigo também a resposta para a pergunta que acaba de ser formulada, ou seja, por que a afasia sensória não é sempre seguida da perda completa da linguagem. Da perspectiva da teoria dos centros de linguagem dever-se-ia necessariamente afirmar que a extensão do centro A não nos é ainda conhecida seguramente o bastante.

Destruição do área de Wernicke sem surdez verbal.

Ocorre, a propósito, a afasia sensória sem qualquer distúrbio de linguagem, com um pouco de parafasia, com alto grau de empobrecimento da linguagem e com degradação da linguagem até a total incompreensão. Segundo Allen Starr,[66] não deve ser possível explicar essa multiplicidade de possibilidades na avaria da função motora da linguagem a partir de uma diferença na localização da lesão na região sensória. Talvez algumas considerações a serem mencionadas posteriormente venham a contribuir para o esclarecimento dessa dificuldade.

IV.

Quase simultaneamente àquele trabalho de Lichtheim, que realizou pormenorizadamente e de forma coerente a explicação localizacionista dos distúrbios de linguagem, tornou-se conhecido um relato de Grashey,[67] que ficou logo consagrado por sua importância fundamental para a compreensão da afasia, sem que, a propósito, muito se tenha desenvolvido, desde então, a partir dos fundamentos ali constituídos. O caso patológico relatado por Grashey não apresentou peculiaridades, a não ser por um único ponto: tratava-se de um homem de 27 anos que, em função de uma queda da escada, sofrera uma fratura no crânio, ficara quase completamente surdo do ouvido direito, perdera o olfato e o paladar, somente percebia ainda, com o olho direito, movimentos feitos com a mão, a acuidade do olho esquerdo era de 2/3 e seu campo de visão ficara restrito concentricamente. Os nervos da face e o hipoglosso, bem como a totalidade da musculatura corporal do lado direito, eram parésicos. Além disso, o enfermo apresentava um distúrbio de linguagem que se manifestou imediatamente após a avaria como surdez verbal. No período em que Grashey o submeteu à sua observação, sua faculdade de linguagem estava bastante recuperada e permitia reconhecer apenas alguns dos resquícios mais comuns do distúrbio. O enfermo podia falar de forma contextualizada, utilizava sem dificuldade todas as partes indiferentes do discurso, bem como alguns verbos e adjetivos, encontrava também um substantivo aqui e ali no fluir do discurso; emperrava, entretanto, diante da maioria deles e se socorria por meio de reformulações ("aquela coisa lá"). Ele reconhecia cada objeto que conhecera antes de seu adoecimento, porém nunca encontrava o nome para designá-lo. Sua compreensão da linguagem estava intacta.

A incapacidade de utilizar substantivos no fluxo do discurso e de indicar, com nomes, objetos conhecidos é,

Afasia amnésica.

como mencionado, um dos sintomas mais comuns da assim chamada afasia *amnésica*, que fora distinguida por autores mais antigos, ao lado da afasia *atáctica*.[68]

A relação da afasia amnésica com os tipos de distúrbios de linguagem que podiam se caracterizar por ruptura de via sempre causou dificuldades à compreensão.

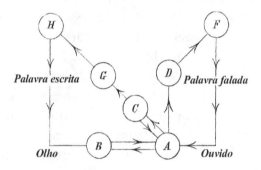

Figura 6 – O esquema no qual Grashey elucida o distúrbio de função de seu paciente. Aqui significam: *A*, o centro para as imagens de som; *B*, o centro para as imagens de objeto; *C*, o centro para os símbolos, isto é, para letras, palavras e números escritos ou impressos; *D*, o centro para as representações de movimento da fala; *F*, os núcleos dos nervos da fonação e da articulação; *G*, o centro para as representações de movimento da escrita; *H*, os núcleos dos nervos motores em atividade durante a escrita.

De fato, isso é compreensível, já que a explicação de uma das formas baseava-se em uma perspectiva psicológica, e a da outra, em uma perspectiva anatômica. Lichtheim via como inconcebível equiparar as amnésias às outras formas de distúrbio de linguagem; ele pensava que a amnésia fosse um frequente fenômeno que *acompanhava* os tipos por ele descritos e seus estados de involução, e que não fosse, contudo, um sintoma focal e presente nos processos patológicos mais difusos, no distúrbio de circulação no cérebro em geral, ou como traço da involução senil da atividade do cérebro.[69]

O caso de Grashey.

A exigência de desconsiderar, frente a toda uma classe de distúrbios de linguagem, aquela perspectiva localizacionista tida como o único parâmetro para esclarecer uma outra classe de distúrbios de linguagem não tem, a princípio, nada de esclarecedor. Grashey, ao contrário, pôs-se a analisar as características de seu caso de afasia amnésica lançando mão do esquema aqui reproduzido (Fig. 6) e chegou à conclusão de que esse esquema poderia ser explicado supondo-se que a via partindo das imagens de som às imagens de objeto estivesse livre, enquanto a via contrária, levando às imagens de som, estaria partida. Assim sendo, o enfermo realmente seria capaz de relacionar corretamente uma palavra ouvida ao objeto por ela indicado, mas seria incapaz de encontrar o som de palavra correspondente a um objeto anteriormente mostrado a ele.

A rejeição da explicação localizacionista.

Seu mérito, entretanto, consistiu no fato de que ele descartou essa tentativa de explicação com as seguintes palavras:

> Deste modo poderiam ser esclarecidos finalmente todos os sintomas [...] eu não me contentei, a partir disso, com o acionamento e a interrupção arbitrários de vias de ligação capazes de desempenhar suas funções, mas sim investiguei pormenorizadamente o enfermo e descobri que os centros aparentemente normais [...] estão consideravelmente perturbados em suas funções [...]

Seu paciente apresentou, pois, uma notável incapacidade de fixar por muito tempo, nas palavras de Grashey, "imagens de objeto [*Objectbilder*], imagens de som [*Klangbilder*] e símbolos [*Symbole*]". Quando se mostrava um objeto familiar ao paciente e se pedia, depois de um momento, que ele tocasse o objeto mostrado, então ele esquecia, nesse meio tempo, qual era o objeto; quando se falava uma palavra ao paciente, o distraía em seguida com outra palavra, e se demandava dele, então, que repetisse a primeira palavra, ele sempre se esquecia da primeira, mantendo somente a última na memória, e assim por diante. Nesse sentido, ele era também incapaz de "sintetizar e perceber como um todo imagens de objeto, imagens de som, imagens táteis [*Tastbilder*] e símbolos surgidos de forma sucessiva e em intervalos de tempo nítidos". Quando se cobria a imagem de um objeto por ele conhecido com uma folha de papel, cortada ao meio, deixando uma fresta, e se deslocava a folha de forma tal que o objeto só pudesse ser visto em partes sucessivas, então o paciente não era capaz de montar o objeto a partir das impressões parciais recebidas dessa maneira; porém, ao afastar a folha de papel e sobressaindo-se a imagem como um todo, ele a reconhecia imediatamente. Quando se cobria da mesma maneira uma palavra escrita ou impressa, de tal forma que suas letras somente fossem visíveis isolada e sucessivamente, ele as soletrava uma após a outra, conseguia fazê-lo inclusive na ordem inversa, mas nunca conseguia ler a palavra a partir das imagens de objeto, pois, ao ler a última letra, todas as outras haviam sido esquecidas.

Explicação do caso de Grashey pela redução da duração da percepção.

Grashey esclareceu o distúrbio de linguagem de seu paciente a partir desse dano generalizado da percepção, sem ter de supor necessariamente uma lesão localizada. Um objeto, explica ele, pode ser percebido pelo olho simplesmente em função de uma incidência instantânea da luz; uma imagem de som, por sua vez, precisa de um tempo mais longo para ser apreendida, pois ela é algo que *se torna* objeto aos nossos ouvidos, um objeto que se constitui sucessivamente. Pode-se reduzir a duração da impressão do objeto abaixo dos 0,06 segundos e, mesmo assim, ainda há como apreendê-lo como um todo, ao passo que a imagem de som correspondente, no mesmo intervalo de tempo, só pode ser apreendida em suas primeiras letras. Imagem de objeto e imagem de som não correspondem uma à outra parte a parte, a letra *c* [*p*] da palavra *cavalo* [*Pferd*], por exemplo, não corresponde a parte alguma do objeto cavalo; a imagem de som necessita primeiramente tornar-se completamente pronta antes de poder estabelecer uma relação com o objeto.

> Se, pois, uma imagem de som deve ser suscitada a partir de uma imagem de objeto, a imagem de objeto deve necessariamente estar completamente pronta e durar tanto tempo até que as partes isoladas da imagem de som constituam-se sucessivamente. Se a duração da imagem de objeto cavalo completamente pronta diminui à casa dos 0,06 segundos, então se pode suscitar ainda, a partir dessa imagem de objeto, no máximo uma única parte, uma letra da imagem de som.

> Se, ao contrário, uma imagem de objeto deve ser suscitada a partir de uma *imagem de som*, então, igualmente, nenhuma parte da imagem de som constituída pode excitar uma parte qualquer da imagem de objeto, pois as partes dessas imagens não correspondem umas às outras. A imagem de som deve necessariamente, ao contrário, estar completamente pronta e durar o tempo suficiente para que a imagem de objeto constitua-se.

Pelo fato de que a imagem de objeto precisa, em todo o caso, apenas de um instante para ser constituída, ela é igualmente produzida no caso de curta duração da imagem de som.

"Vê-se, pois," conclui Grashey, "que, por causa de um mesmo distúrbio, [...] a passagem das imagens de objeto às imagens de som altera-se, mas a passagem das imagens de som às imagens de objeto permanece inalterada." E nós completamos: sem a suposição de uma lesão em qualquer via de condução ou em um centro.

Encontrar substantivos através de suas primeiras letras.

O paciente de Grashey destaca-se ainda por outra particularidade. Ele podia encontrar os nomes que se lhe escapavam com auxílio da escrita, desde que lhe fosse permitido ter o objeto diante dos olhos. Ele observava o objeto e escrevia, então, a primeira letra do nome, lia a letra e a pronunciava demoradamente, então ele olhava novamente para o objeto, escrevia a segunda letra, pronunciava as duas letras encontradas e continuava dessa maneira até encontrar a última letra e, por conseguinte, o nome buscado. Esse procedimento particular pode ser esclarecido satisfatoriamente pela curta duração de cada uma das impressões, se consideramos que a escrita e a leitura das letras encontradas eram meios para fixar a impressão fugidia. Grashey pôde concluir, com razão, a partir dessa observação, que as imagens de som, imagens de escrita e imagens de leitura correspondem umas às outras parte a parte e que sua associação, portanto, pode ainda levar à descoberta da palavra, mesmo quando a duração de cada uma das impressões sensórias for drasticamente diminuída.

Até o momento parecia comprovado haver casos nos quais não é preciso se aferrar à suposição de uma lesão localizada, mas que se podem explicar em suas particularidades por meio de uma modificação de uma constante fisiológica do aparelho de linguagem. A "afasia de Grashey" podia ser nitidamente contraposta às afasias baseadas na localização de lesões, descritas por Wernicke-Lichtheim, e obteve-se a esperança de poder explicar outras formas de "afasia amnésica" por meio da descoberta de outros aspectos funcionais além da redução da duração de impressões sensórias.

Entretanto, o próprio Wernicke aniquilou com uma crítica perspicaz essa importância fundamental da análise de Grashey. Ele fez notar que, *de fato, não se ouve a imagem de som como sendo composta por letras.* O som é algo inteiro, cuja divisão em sons de letras só ocorre posteriormente na vida, a serviço do trato com a linguagem escrita. Também não passou despercebido a Wernicke o fato de que havia uma outra objeção contundente à concepção de Grashey. Quando era demandado ao paciente compor o som da palavra a partir dos sons das letras, sua escuta não podia ser melhor que sua leitura, e, assim, ele deveria necessariamente ser incapaz também de compreender uma só palavra sem fixá-la por escrito. Wernicke expressou essa oposição nos seguintes termos:

Crítica da explicação de Grashey.

> O mesmo enfermo que, se lhe são mostrados uns após os outros diversos objetos, inclusive letras, esquece sempre o primeiro após lhe ser apresentado o segundo, pode ler fluentemente, compreende tudo o que lhe é dito, pode escrever palavras que lhe são ditadas. Para que se possa compreender uma palavra ou uma frase, o som de várias letras, ou, no caso de frases, o som de várias palavras, deve ficar retido na memória do paciente durante tanto tempo quanto necessário para que o sentido da frase chegue a ser expresso de forma compreensível. Então, as imagens de som têm, neste caso, uma duração muito maior que as imagens ópticas de objeto, e o distúrbio de memória é, em certo sentido, localizado, na medida em que ele impactou o território óptico de forma tão primordial (p. 470).

Tomamos conhecimento de que Wernicke explica o caso de Grashey somente como um distúrbio de função localizado (portanto, assimétrico). Não podemos anuir que o posicionamento desse distúrbio no território óptico esclareça, por si só e de forma satisfatória, a particularidade da observação de Grashey. Recordamo-nos, por exemplo, que Grashey comprovou diretamente, para seu caso, a duração extraordinariamente curta também das imagens de som. Além disso, não se poderia compreender, caso a duração das imagens de som não seja reduzida de forma significativa, por que o enfermo precisa da fixação por meio da escrita e da leitura das letras encontradas; ele deveria chegar à imagem de som completa sem mais ajuda, se ele restabelece a impressão do objeto de modo suficientemente reiterado.

A suposição de uma lesão localizada não deve ser evitada.

O caso de Grashey demanda, portanto, outra explicação, e espero que esta, a ser introduzida a seguir, seja demonstrada de forma inquestionável. A diminuição generalizada na duração das impressões do sentido não pode, efetivamente, levar a um distúrbio de linguagem tal como esse em questão. Rieger[70] investigou minuciosamente um paciente com um distúrbio de memória bastante semelhante a esse (também por causa de um trauma) e dedicou, igualmente, a devida atenção a seu distúrbio. Este enfermo tinha dificuldades de encontrar substantivos e adjetivos no fluxo da fala e precisava de auxílios frequentes para dizer o nome de um objeto visto. Ele encontrava a palavra buscada, porém *sempre somente após uma longa pausa*, e essa pausa não era utilizada para tentar soletrar a palavra, em vez disso, ela *explodia de uma só vez* (p. 69). Para explicar o caso de Grashey, devemos, então, *supor, além do enfraquecimento geral da memória, um distúrbio localizado* e dispô-lo no centro das imagens de som. Tem-se, então, o caso que

Bastian introduz como o segundo nível de excitabilidade reduzida, no qual um centro não mais responde a um estímulo normal ("voluntário"), mas ainda é capaz de desempenhar suas funções por meio de associações e de estímulos sensíveis.[71] No caso de Grashey, o centro das imagens de som não pode mais ser excitado diretamente pelas associações de objeto, mas permite ainda a condução da excitação à imagem de leitura que está associada à imagem de som. A partir da imagem de leitura, no momento em que a excitação provinda do objeto visto estiver ativa, a primeira parte (letra) pode ser reconhecida, e, por meio da repetição dessa sequência, as demais letras podem ser igualmente reconhecidas; as letras reunidas dessa maneira despertam, então, a imagem de som, que não podia ser despertada a partir das associações de objeto.

Explicação do caso de Grashey por meio da suposição de uma modificação proposta por Bastian no centro acústico.

Minha explicação encontra um apoio adicional no fato de que o paciente de Grashey estava inicialmente surdo (não conseguia perceber as palavras faladas) e tinha, pois, uma grave lesão no mesmo local que deveria estar atingido por uma lesão menos importante, de acordo com minha suposição para explicar os distúrbios de linguagem descritos por Grashey. Persisto em supor, naturalmente, que a parte acústica do aparelho de linguagem reagiu solidariamente a essa lesão, tal qual descrito na discussão da afasia motora transcortical.

A propósito, casos como o de Grashey já se tornaram conhecidos há mais tempo. Um doente, segundo observação relatada por Graves,[72] perdera, desde o trauma, a memória para substantivos e nomes próprios, mas lembrava-se, contudo, com absoluta certeza, das primeiras letras desses nomes. Ele achou útil preparar uma lista em ordem alfabética contendo os substantivos mais usados, que ele sempre trazia consigo e com cujo auxílio ele conseguia falar. Quando ele precisava de uma palavra, procurava a primeira letra, reconhecia claramente a palavra buscada por meio da imagem de leitura e podia pronunciá-la, desde que mantivesse os olhos fixos à imagem de leitura. No momento em que a lista era fechada, ele se esquecia novamente da palavra. É claro que também este doente dispunha das palavras que faltavam, por intermédio da associação com a imagem de leitura.

O caso em que a atividade de um centro precisa ser necessariamente apoiada pela atividade de um outro centro, associada ao primeiro, quando uma operação linguística [*Sprachleistung*][73] deve se realizar, já foi várias vezes observado na patologia dos distúrbios de linguagem. O mais frequente é a ocorrência deste caso com relação ao centro visual (o local das imagens de letra), o que explica que, nestes casos, a leitura é impossível se cada letra não for escrita separadamente ou desenhada no ar. Westphal relatou pela primeira vez uma tal observação de um paciente afásico que só era capaz de "ler escrevendo"; nas novas conferências de Charcot,[74] por mim traduzidas, encontra-se o histórico completo da doença de um outro paciente com cegueira de palavra que se servia dos mesmos artifícios. A patologia dos distúrbios de linguagem simplesmente repete,[75] dessa forma, um estado que existia normalmente durante o aprendizado das funções da linguagem. Enquanto ainda não podíamos ler fluentemente, todos buscávamos nos certificar do conhecimento sobre as imagens de leitura, despertando todas as suas outras associações; da mesma maneira, ao aprendermos a escrever, estimulamos, além da imagem de leitura, a representação do som e a sensação da inervação motora. A diferença está apenas no fato de que, no aprendizado, estamos ligados à hierarquia vigente dos centros, que assumiram sua função em diferentes épocas (primeiramente o centro sensório-acústico, depois o motor, posteriormente o visual e, finalmente, o gráfico), ao passo que nos casos patológicos, o centro que será convocado a ajudar primeiramente será aquele que tiver permanecido o mais capaz de desempenhar suas funções. A peculiaridade dos casos de Graves e de Grashey só pode ser buscada no fato de que neles é especificamente o centro das imagens de som que precisa do apoio da parte de outros centros, que, em outras circunstâncias, dependem dele em suas atividades.

Mesmo que a investigação de Grashey, portanto, não tenha conservado a importância que a ela fora atribuída inicialmente, como se fosse a explicação da afasia amnésica excluindo a localização, ela pode, de todo *A impor-* modo, almejar um valor permanente devido a várias *tância do* descobertas paralelas. Ela retomou, primeiramente, a *trabalho de Grashey para* questão da verdadeira relação dos centros de linguagem *a compre-* entre si, da dependência dos demais centros em relação *ensão dos distúrbios de* ao centro das imagens de som; ademais, ela nos deu, *leitura.* pela primeira vez, uma ideia da complexa e tortuosa sequência das associações, múltiplas em suas direções, no processo de linguagem e, finalmente, ela estabeleceu peremptoriamente a perspectiva correta para a avaliação dos distúrbios de leitura, através da comprovação de que não se pode ler a não ser soletrando. No último ponto talvez se deva introduzir uma restrição. É provável que em certos tipos de leituras (especialmente para certas palavras) a *imagem de objeto da palavra inteira* também ofereça uma contribuição para o seu reconhecimento. Dessa forma pode-se explicar por que pessoas cegas para toda e qualquer letra ainda assim consigam ler seus nomes ou alguma palavra muito familiar (designação de uma cidade, de um sanatório, etc.) impressos, e que uma paciente de Leube[76] conseguia eventualmente pronunciar uma palavra, que ela tentara soletrar até a exaustão e sem sucesso, tão logo a palavra era retirada de sua vista, ou seja, tão logo a oportunidade de soletrá-la, portanto, não mais existia. A suposição é de que, nesse meio tempo, a imagem de objeto da palavra escrita ou impressa tenha se impregnado profundamente o bastante para ser pronunciada (explicação de Leube).

Partimos de uma concepção de distúrbios de linguagem que almejava explicar algumas formas de afasia exclusivamente pelo efeito de lesões circunscritas de vias de condução e centros, enquanto buscava a origem de uma outra série de afasias exclusivamente em mudanças funcionais no aparelho de linguagem. Demonstramos com o exemplo da afasia motora transcortical que, para esta, a explicação localizacionista é inconcessa e que, neste caso, é necessário admitir a suposição de modificações funcionais. Por meio da crítica ao caso de Grashey, concluímos, por outro lado, que não se pode explicar a afasia amnésica de outro modo senão pela suposição de uma lesão localizada. Encontramos um meio termo para conciliar as duas suposições antagônicas na ideia de que os centros do aparelho de linguagem *reagem solidariamente, por assim dizer, com uma mudança funcional contra lesões indiretamente destrutivas*, e aceitamos como tais mudanças de função, por nós conhecidas, os três níveis de inexcitabilidade de Bastian: que um centro 1. não é de maneira alguma capaz de desempenhar suas funções, 2. só é capaz de desempenhar suas funções incitado por estímulo externo, 3. ainda é capaz de desempenhar suas funções pela associação com um outro centro. Pelo fato de estarmos, neste momento,

A importância das modificações de Bastian.

preparados para enxergar todo e qualquer caso de distúrbio de linguagem como consequência de uma ruptura
de via ao lado de uma modificação do estado funcional,
impõe-se a tarefa de discernir os critérios segundo os
quais se deve atribuir um sintoma de um distúrbio de
linguagem a uma ou outra dessas causas. Ademais, res-
taria para nós a tarefa de construir uma outra concepção
dos distúrbios de linguagem que não seja suscetível às
objeções aqui levantadas.

V.

Vimos em um dos capítulos precedentes (cap. I) que
a teoria do processo de linguagem de Wernicke estabeleceu como princípio uma determinada suposição sobre
o papel dos "centros" no córtex cerebral e (cap. II) que a
clínica dos distúrbios de linguagem não confirma certas
expectativas que se poderiam derivar de uma tal suposição. Isso deve nos servir de ensejo a lançar um olhar mais
atento àquela teoria.

Devemos imaginar, a partir de Wernicke, que no
córtex cerebral haja áreas definidas (todavia não exatamente delimitáveis) (por exemplo, a área de Broca, a área
de Wernicke) em cujas células nervosas estejam de alguma
maneira contidas as representações com as quais a função
de linguagem trabalha. Essas representações são restos
de impressões que chegam pela via dos nervos ópticos e
acústicos ou que surgem durante os movimentos de linguagem como sensação de inervação ou percepção dos
movimentos realizados. De acordo com sua proveniência
de uma dessas fontes, elas se reúnem no córtex cerebral, de
tal modo que uma área contém todas as "imagens de som
de palavra", a outra área contém todas as "imagens de movimento de palavra", e assim por diante. A ligação desses

*Centros
do córtex
cerebral
separados
por território
desocupado.*

centros corticais distintos é realizada por fibras de substância branca (feixes de associação) e, entre os centros, encontra-se um "território desocupado" [*unbesetztes Gebiet*][77]
do córtex cerebral, segundo a expressão de Meynert,
"lacunas funcionais".[78]

Com a última definição, abandonamos a linha de
raciocínio de Wernicke e a complementamos com um
detalhe da doutrina de Meynert. Wernicke, que em nenhuma oportunidade deixou de afirmar que sua teoria
das afasias é apenas uma aplicação da teoria mais extensa
de Meynert, preferiu, de início, especificamente em relação aos centros de linguagem, uma postura um tanto
distanciada da doutrina de Meynert. Em seu escrito sobre
o complexo de sintomas afásicos (1874), todo o primeiro
giro em torno da fissura de Sylvius ainda era tido como
um centro de linguagem; em seu Compêndio das Doenças do Cérebro [*Lehrbuch der Gehirnkrankheiten*, 1881],
por outro lado, os centros de linguagem são descritos
como partes do primeiro giro frontal e do primeiro giro
temporal (Fig. 7).

Parece-me oportuno, neste momento, considerar
algumas passagens do edifício doutrinário de Meynert
relativo à estrutura e ao funcionamento do cérebro. Minha
descrição deste, bem como as objeções a serem contrapos-
tas a ele, será meramente fugidia e esboçada e não poderá
fazer jus à grande importância do objeto em questão. *A doutrina*
Outro tipo de consideração extrapolaria sobremanei- *de Meynert*
sobre o
ra o âmbito deste trabalho, que deve tratar somente da *cérebro.*
concepção dos distúrbios de linguagem. Na medida em
que a última não pode ser pensada independentemente
de uma concepção geral da atividade do cérebro, vejo-

me, portanto, obrigado, ao menos, a aludir à questão da import

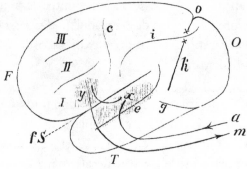

Figura 7 – Cf.: Wernicke, *Compêndio das doenças do cérebro*, v. 1, p. 206, Fig. XX. Esquema do mecanismo de linguagem no córtex. *F*, terminação frontal, *O*, terminação occipital, *T*, terminação temporal, de um hemisfério esquerdo; *fS*, fissura de Sylvius, *c*, giro central, *g*, giro occipital inferior, *i*, giro interparietal, *k*, giro occipital anterior, *o*, giro parieto-occipital, *e*, giro paralelo, *I-III* primeiro ao terceiro giros frontais, *x x* giros de passagem, *x*, centro sensório de linguagem, *y*, centro motor de linguagem, *x-y*, via de associação entre ambos os centros, *a-x*, via do nervo acústico, *y-m*, via para a musculatura da linguagem.[79]

A doutrina de Meynert sobre a estrutura do cérebro merece o nome de *córtico-cêntrica*. Em sua própria e ampla interpretação das relações anatômicas, Meynert afirma que o córtex cerebral, pela exterioridade de sua localização, é apropriado para receber e apreender a totalidade das impressões sensórias.[80] Além disso, o córtex cerebral, segundo Meynert, equipara-se a um ser protoplasmático composto que pretende se assimilar às partes componentes de um corpo que ele recobre, transformando-se em uma cavidade.[81] A totalidade restante do cérebro aparece como órgão anexo e auxiliar do córtex cerebral; a totalidade do corpo aparece como uma armadura de seus feixes sensórios e tentáculos, que lhe asseguram as condições de incorporar a imagem do mundo e de nela interferir.

Relação do córtex cerebral com o restante do cérebro.

Todos os sistemas de fibras do cérebro[82] conduzem ao córtex cerebral ou dele partem; todos os núcleos[83] cinzentos [grauen Massen] são interrupções no caminho dessas massas de fibras rumo ao cérebro. A medula espinhal deriva-se do córtex cerebral por uma origem dupla, revelada por um corte transversal na região do pedúnculo cerebral. A assim chamada base do pedúnculo cerebral contém as vias que enviam os impulsos de movimento do córtex cerebral para a periferia, bem como as vias que intermedeiam a recepção das impressões sensórias pelo cérebro. Dessa maneira, ela porta uma projeção do corpo, na medida em que o último está em relação de dependência direta com o córtex cerebral. O assim chamado teto do pedúnculo cerebral, em contrapartida, traz ao córtex cerebral o conhecimento das conexões dos reflexos na medula espinhal e no tronco cerebral e, assim, o primeiro estímulo para os impulsos de movimento próprio. As massas cinzentas do tronco cerebral podem ser, em função de sua ligação simultânea com os cordões da medula espinhal e com as grandes superfícies sensoriais, por um lado, partes componentes daquele aparelho reflexo, que está ligado ao córtex cerebral por meio do teto do pedúnculo cerebral, como o tubérculo quadrigêmeo e o tálamo, ou então elas interrompem a via direta ao cérebro como gânglios da base do pedúnculo cerebral (núcleo lenticular – corpo estriado). A via motora, em especial, que submete a musculatura do corpo à influência do córtex cerebral, percorre três passos (membros do sistema de projeção) do córtex até a periferia, que são separados por dois núcleos cinzentos (núcleo lenticular-caudado e substância cinzenta do corno anterior). Na ponte, ela encontra, além disso, por intermédio da substância cinzenta dos núcleos da ponte e feixes de fibras "centrífugas", uma ligação com o cerebelo,

Reprodução do corpo no córtex cerebral.

que, a não ser por essa menção, é quase deixado de lado no esquema do cérebro de Meynert.

Como se forma, então, a reprodução de um corpo no córtex cerebral, que está ligado à periferia por meio dessas vias? Meynert denomina essa reprodução de "projeção", e alguns de seus comentários permitem concluir que ele, de fato, supõe uma projeção, isto é, uma reprodução ponto a ponto do corpo no córtex cerebral. Nesse sentido, explica-se, por exemplo, a comparação tão frequente do córtex cerebral com a retina dos olhos, órgão terminal, cuja substância nervosa fora denominada por vários autores de um "pedaço externalizado de substância cinzenta do córtex", ao passo que esta, entretanto, deveria necessariamente corresponder morfologicamente a um pedaço da substância cinzenta da medula espinhal. Alguns comentários, ademais, parecem mais adequados à compreensão de uma projeção no sentido próprio do termo, tais como: é, "em todo o caso, extremamente improvável que cada um dos *feixes do pedúnculo que representam as diversas fibras musculares, superfícies da pele, glândulas e entranhas* [...] se dispersem tanto a ponto de serem representados em toda a superfície do córtex por projeção",[84] ou: "Um corte transversal abrange através do pedúnculo [...], por assim dizer, todo o organismo, que seria, em todo o caso, cego e incapaz de sentir cheiros".[85] Por outro lado, outros desenvolvimentos da doutrina de Meynert contradizem tão fortemente uma tal suposição que eu não gostaria de me atrever a combatê-la aqui como se fosse sua. Ao contrário, não cometerá de modo algum um engano aquele que pressupor que Munk e outros pesquisadores que embasam seus pontos de vista na doutrina de Meynert defendem, de forma mais ou menos clara, a ideia de uma reprodução completa e topograficamente idêntica do corpo no córtex cerebral.

Correções à doutrina de Meynert pelas mais recentes descobertas da anatomia do cérebro.

Posso, neste momento, chamar a atenção para o fato de que as mais novas conquistas da anatomia cerebral retificaram, em pontos essenciais, a concepção da estrutura do cérebro de Meynert e, assim, colocaram em questão o papel atribuído por ele ao córtex cerebral. Essas correções vinculam-se diretamente ao percurso da mais importante e mais bem conhecida via que vai do córtex cerebral à musculatura do corpo. Primeiramente, a concepção do corpo estriado como sendo um gânglio que interrompe a via motora foi abandonada. Os clínicos, em primeiro lugar Charcot, demonstraram que uma lesão deste somente deve sua influência sobre a motilidade à sua proximidade com a assim chamada cápsula interna, ao passo que lesões dos gânglios que não exercem influência sobre a cápsula interna também não estão aptas a produzir paralisia alguma. Wernicke[86] comprovou, então, que não há uma ligação tão vasta do assim chamado gânglio do pedúnculo com o córtex cerebral. O primeiro internódio foi, consequentemente, retirado do percurso da via de projeção de Meynert. O estudo da formação sucessiva da mielinização comprovou essa concepção e trouxe uma nova lacuna à concepção da estrutura do cérebro de Meynert. Flechsig pôde confirmar que a via motora do córtex cerebral à musculatura parte, de fato, sem interrupção, da massa cinzenta do córtex, através da cápsula interna, rumo ao pedúnculo cerebral, e que a via motora não experimenta de forma alguma na ponte uma ligação com o cerebelo. Tem-se, então, a via piramidal como ligação direta entre a substância cinzenta do corno anterior e a substância cinzenta do córtex cerebral; o entrelaçamento afirmado por Meynert do cerebelo com a via motora foi, com isso, abandonado. Das grandes massas subcorticais pertence ainda ao córtex cerebral apenas o tálamo óptico, que, em caso de defeito congênito dos lobos cerebrais, também é malformado; ao passo que o corpo estriado permanece intacto em caso de defeito do cérebro, mas atrofia-se em caso de malformação congênita do cerebelo.[87] Uma parte extensa da substância do encéfalo, corpo estriado–ponte–cerebelo, contrapõe-se ao cérebro como órgão sem função reconhecida, não sem uma vasta ligação com o cérebro, porém independente dele no que tange à história de desenvolvimento e à função. Assim sendo, a interpretação de Meynert dos dois estágios do pedúnculo cerebral não é mais sustentável; entretanto, a propósito, ela não foi até o momento substituída por alguma outra. Quando se fala de uma dupla origem da medula espinhal, só se pode ainda referir à origem, por um lado, no cérebro e no tálamo e, por outro, à origem no corpo estriado e no cerebelo. A totalidade da estrutura cerebral parece demonstrar uma culminância em dois aparelhos centrais, dos quais o córtex cerebral representa o mais jovem, ao passo que o mais velho parece ter conservado uma parte das funções do gânglio do prosencéfalo. Outra importante componente da doutrina de Meynert, a suposição de uma via sensível duplicada em uma direta e uma reflexa, parece dever necessariamente renunciar à sua confirmação. Nossas experiências realizadas até o momento nos ensinam que nenhum feixe de fibras vai até outra parte do cérebro sem estar em ligação, seja com a substância cinzenta da medula espinhal, seja com alguma estrutura análoga a ela, e que todas as vias reflexas partem diretamente das vias sensíveis. Se a posição dominante do córtex cerebral parece abalada e surge a necessidade de relocar alguns processos anteriormente tidos por subcorticais no próprio córtex,[88] então resta, a seguir, responder à pergunta sobre o modo como o corpo está reproduzido no córtex cerebral. Penso ser possível demonstrar que a suposição de uma projeção do corpo sobre o córtex cerebral, no sentido próprio do termo, ou seja, uma reprodução completa e topograficamente semelhante, pode ser rejeitada.

Projeção e representação.

Assim sendo, parto de uma perspectiva, à qual Henle também já se dedicou no exame deste objeto, da *redução das fibras através das massas de substância cinzenta*. Se compararmos, pois, a soma das fibras que entram na medula espinhal com aquela das cordas brancas que deixam a medula espinhal para fazer a ligação com as partes mais elevadas do cérebro, demonstra-se, então, que a última soma resulta apenas em uma pequena parcela da primeira. Segundo uma contagem de Stilling, somente 365.814 fibras correspondiam em um caso a 807.738 fibras das raízes dos nervos em um corte transversal da medula cervical superior. As relações da medula espinhal com o corpo são, a partir do que foi dito, de uma natureza diferente das relações das massas cinzentas superiores com a periferia do corpo. Somente na medula espinhal (assim como nas substâncias cinzentas a ela análogas) existem as condições para uma *projeção* completa da periferia do corpo; a cada unidade de inervação periférica pode corresponder uma parcela de substância cinzenta na medula espinhal, e, em um caso extremo, a cada unidade de inervação periférica pode corresponder um único elemento central. Em consequência da redução das fibras de projeção pela substância cinzenta da medula espinhal não mais *uma* unidade periférica pode corresponder a cada elemento de substância cinzenta superior, mas cada elemento de substância cinzenta superior deve necessariamente corresponder a mais de uma unidade periférica. Isso também é válido para o córtex cerebral, e, assim sendo, recomenda-se diferenciar essas duas formas de reprodução central atribuindo-lhes nomes diversos. Se denominarmos a reprodução na substância cinzenta da medula espinhal de *projeção*, então talvez fosse apropriado denominar a reprodução no córtex cerebral de *representação*[89] e dizer que *a periferia do corpo não está contida no córtex cerebral pedaço por pedaço, mas sim numa divisão menos detalhada, representada por fibras selecionadas.*[90]

Essa linha de raciocínio até aqui tão simples experimenta agora um novo desdobramento e toma uma outra direção pelas seguintes considerações:

Redução das fibras através da substância cinzenta.

Nem todas as fibras do corte transversal superior da medula cervical servem ao propósito de ligação com o córtex cerebral. Uma parte considerável delas (vias curtas) irá se esvair até a terminação da substância cinzenta da cavidade entre os núcleos dos nervos e a oblongata, enquanto uma outra parte chega até o cerebelo. Somente com relação à via piramidal podemos dizer, com certeza, que ela chega até a substância cinzenta do córtex na mesma quantidade em que se encontra na medula cervical e que essa via é certamente uma continuação extremamente reduzida das fibras que, partindo dos músculos do corpo, chegam através das raízes anteriores até a medula espinhal. A redução das fibras de projeção, por outro lado, não é tão grande como seria de se esperar de acordo com o último exame, pois, por exemplo, no lugar das fibras das cordas posteriores, que como tais certamente não chegam ao córtex cerebral, este último recebe as fibras do lemnisco, que, após várias interrupções nos nós das cordas posteriores, a saber, nas substâncias cinzentas da oblongata e no tálamo, finalmente representam as cordas posteriores no cérebro. Não se sabe se as fibras do lemnisco atingem em número de fibras as cordas posteriores; provavelmente aquelas ficam muito aquém destas. Além disso, o cérebro recebe fibras do cerebelo, nas quais se poderia ver um equivalente para as origens da medula espinhal no cerebelo, e, assim sendo, a despeito de tudo isso, seria ainda duvidoso se chegam ao córtex cerebral, finalmente, tantas ou mais fibras da periferia – mesmo que por meio de desvios – do que seria necessário para a projeção na medula espinhal.

Há aqui, porém, ainda outro ponto a ser considerado, que não aparece de forma suficientemente clara na exposição de Meynert. Para ele, que enfatiza no percurso das fibras principalmente o fato da ligação com o córtex, uma fibra ou feixe de fibra permanece sempre ainda a mesma, mesmo quando ela já atravessou muitas substâncias cinzentas. Sua construção [*Ausdrucksweise*] – "A fibra passa por uma substância cinzenta." – demonstra a ideia anterior. Isso desperta evidentemente a impressão de que nada tenha sido alterado na fibra durante seu longo caminho até o córtex, a não ser pelo fato de que ela tenha chegado a um local em que há um maior número de possibilidades de ligação.

Mudança de significado das fibras em seu caminho rumo ao córtex.

Não podemos mais sustentar esse modo de ver as coisas. Quando vemos, ao longo do desenvolvimento individual, como se realiza, passo a passo, o processo de formação das bainhas de mielina de uma substância cinzenta à outra, ou, ainda, como para uma via condutora originam-se três ou mais vias que continuam a condução de uma substância cinzenta, então as substâncias cinzentas, e não mais os feixes de fibras, parecem ser o único órgão do cérebro. Quando seguimos uma via sensível (centrípeta), na medida em que ela nos é conhecida, e identificamos como sua característica principal uma interrupção tão frequente quanto possível nas substâncias cinzentas e sua contínua ramificação[91] através delas, devemos necessariamente aceitar a ideia de que uma fibra tenha modificado seu significado funcional após cada nova emergência de uma substância cinzenta em seu caminho rumo ao córtex cerebral. Tomemos um dos exemplos que nos ficaram claros: uma fibra do nervo óptico conduz uma impressão da retina até o tubérculo quadrigêmeo anterior; neste, ela encontra uma terminação preliminar[92], e, em seu lugar, uma outra fibra parte da substância do gânglio rumo ao córtex occipital. Na substância do tubérculo quadrigêmeo, teve lugar, porém, a ligação da impressão da retina com a sensação de movimento do músculo do olho; é, então, sobremaneira provável que a nova fibra entre o tubérculo quadrigêmeo e o lobo occipital não mais conduza uma impressão da retina, mas sim a conexão de uma ou mais dessas impressões com as sensações de movimento. Ainda mais complexa deve ser essa mudança de significado das fibras no que tange aos sistemas de condução da sensibilidade da pele e dos músculos; ainda não temos ideia alguma sobre quais seriam aqui os elementos componentes do novo conteúdo do impulso conduzido.

O corpo não é mais topicamente reproduzido no córtex cerebral.

Somente nos é possível concluir que as fibras que chegaram, após transporem as substâncias cinzentas, ao córtex cerebral, de fato, ainda mantêm uma relação com a periferia do corpo, mas não podem mais apresentar uma imagem topicamente semelhante dele. Elas contêm a periferia do corpo assim como – para tomarmos de empréstimo um exemplo ao objeto a que estamos aqui nos dedicando – um poema contém o alfabeto, em uma reordenação que serve a outros propósitos, em uma múltipla e diversa conexão entre cada elemento tópico, de maneira que alguns podem ser representados várias vezes, ao passo que outros podem não ser representados.[93] Se fosse possível seguir em detalhes essa reordenação, que acontece desde a projeção espinhal até o córtex cerebral, descobrir-se-ia provavelmente que seu fundamento é puramente funcional e que, nesse sentido, só serão tidos em conta aspectos tópicos na medida em que eles coincidirem com as exigências da função. Já que nada indica que no córtex cerebral essa reordenação seja anulada para resultar em uma projeção topográfica completa, então temos o direito de presumir que a periferia do corpo não está mais contida nas partes mais elevadas do cérebro, bem como no córtex cerebral, *topicamente, mas somente está contida conforme a função.* A pesquisa com animais, contudo, deve encobrir esse fato, na medida em que ela só pode ter como resultado uma relação tópica. Creio, entretanto, que quem procurar seriamente um centro do *M. extensor pollucis longus,* do *M. rectus internus oculi* ou da sensibilidade de uma área específica da pele no córtex cerebral será um pesquisador que desconhece a função dessa parte do cérebro, assim como desconhece a complicação das condições que essa função pressupõe.[94]

Voltamos[95] após esse desvio à concepção da afasia e lembramo-nos que do solo da doutrina de Meynert brotou a suposição de que o aparelho de linguagem seria composto por centros corticais distintos em cujas células estão contidas as representações de palavra e que esses centros são separados por territórios corticais livres de função e são conectados por meios de fibras brancas (feixes de associação). Pode-se primeiramente colocar em questão se uma tal suposição, que cativa representações em células, é de todo correta e aceitável. Eu creio que não.[96]

A localização de elementos psíquicos baseia-se somente em uma confusão do psíquico com o físico.

Frente à tendência de épocas anteriores da Medicina de localizar faculdades inteiras da alma [*ganze Seelenvermögen*], na forma como são definidas pelo uso linguístico da Psicologia, em territórios determinados do cérebro, a explicação de Wernicke de que só se poderiam localizar os mais simples elementos psíquicos, ou seja, cada uma das representações sensórias isoladas, e, mais precisamente, na terminação central do nervo periférico que recebeu a impressão, deve ter sido vista como um grande avanço. Em princípio, entretanto, não se incorre no mesmo erro básico de se tentar localizar seja um conceito complexo, seja uma atividade inteira da alma, seja um elemento psíquico? É justificado fazer uma fibra nervosa, que durante toda a extensão do seu percurso fora somente uma estrutura fisiológica submetida a modificações fisiológicas, mergulhar sua terminação no psíquico [*Psychische*] e dotar essa terminação de uma representação ou de uma imagem de lembrança? Quando se reconhece a "vontade", a "inteligência", etc. como termos técnicos da Psicologia, aos quais correspondem no mundo fisiológico relações muito complexas, sabe-se, pois, com maior precisão sobre a "simples representação sensória", que ela seja algo que não um tal termo técnico?

A cadeia dos processos fisiológicos no sistema nervoso provavelmente não se encontra em uma relação de causalidade com os processos psíquicos. Os processos fisiológicos não cessam assim que os psíquicos tenham começado; ao contrário, a cadeia fisiológica prossegue, só que, a partir de um certo momento, a cada membro dessa cadeia (ou membros isolados dela) corresponde um fenômeno psíquico. Assim sendo, o psíquico é um processo paralelo ao fisiológico[97] ("um concomitante dependente"[98]).

Sei certamente que não posso imputar aos homens cujos pontos de vista aqui contesto o fato de que teriam realizado esse salto e essa mudança na perspectiva científica de avaliação[99] sem ponderação. Fica claro que eles não querem dizer outra coisa senão que a modificação das fibras nervosas pelo estímulo sensório – concernente à fisiologia – provoca uma outra modificação nas células nervosas centrais, que será, então, o correlato fisiológico da "representação". Já que eles sabem falar com muito mais propriedade sobre a representação do que sobre as modificações fisiológicas desconhecidas, ainda nem sequer caracterizadas, eles se servem da expressão elíptica: na célula nervosa estaria localizada uma representação. Por si só esse ponto de vista conduz imediatamente também a uma confusão das duas coisas, que não necessitam ter semelhança alguma entre si. Na Psicologia, a representação simples é para nós algo elementar, que nós podemos distinguir com exatidão de suas ligações com outras representações. Chegamos assim à suposição de que também seu correlato fisiológico, a modificação que parte da fibra nervosa estimulada, cuja terminação se encontra no centro, é algo simples, que se pode localizar em um ponto. Uma tal transposição é, naturalmente, totalmente injustificada; as particularidades dessa modificação devem necessariamente ser definidas por si mesmas e independentemente de sua contraparte psicológica.[100]

Impossibilidade de separar representação e associação.

Qual é, então, o correlato fisiológico da representação simples ou da representação que a recapitula? Claramente nada estático, mas sim algo da natureza de um processo. Esse processo é passível de localização, ele parte de uma área específica do córtex cerebral e dali se espalha por todo o córtex cerebral ou ao longo de caminhos específicos.[101] Após desenrolado esse processo, ele acarreta uma modificação no córtex cerebral por ele afetado: a possibilidade da lembrança.[102] É totalmente duvidoso se a essa modificação também corresponde algo psíquico; nossa consciência não demonstra a existência de algo que seria, do ponto de vista psíquico, justificadamente denominado de "imagem de lembrança latente". Entretanto, sempre que o mesmo estado do córtex for novamente estimulado, surge mais uma vez o psíquico em forma de imagem de lembrança. Em todo o caso, não temos a menor ideia de como a substância animal consegue passar por tantas modificações e mantê-las separadas umas das outras. O exemplo dos espermatozoides comprova que ela pode fazer isso, já que neles se encontram as mais diversas e detalhadas dentre tais modificações prontas para o desenvolvimento.

É possível distinguir no correlato fisiológico da sensação a parte correspondente à *sensação* da parte correspondente à *associação*? Certamente, não. *Sensação* e *associação* são dois nomes com os quais recobrimos diferentes aspectos do mesmo processo. Sabemos, contudo, que ambos os nomes são abstraídos de um processo único e indivisível. Não podemos ter sensação alguma sem associá-la imediatamente; se podemos ainda conceitualmente separá-las de forma tão afiada, na realidade elas se prendem a um único processo que, começando em uma área do córtex, difunde-se por sobre a sua totalidade. A localização do correlato fisiológico é, então, a mesma para representação e associação, e, já que a *localização de uma representação nada significa além da localização de seu correlato*, então devemos necessariamente recusar colocar a representação em um ponto do córtex cerebral e a associação em um outro. Ao contrário, ambas partem de um mesmo ponto e nunca se encontram em repouso em ponto algum.

As vias associativas encontram-se no próprio córtex.

Com a rejeição de uma localização diferente para o representar e para o associar das representações, desaparece para nós um fundamento principal para distinguir entre centros e vias de condução da linguagem. Em cada área do córtex que serve à função da linguagem deverão ser pressupostos processos funcionais semelhantes, e não há necessidade de convocar feixes de substância branca, aos quais é transferida a associação das representações que se encontram no córtex. Dispomos, inclusive, de um resultado de autópsia que nos comprova que a associação das representações ocorre por meio das vias presentes no próprio córtex. Faço mais uma vez referência ao caso de Heubner, do qual acabamos de retirar *uma* lição importante.

O paciente de Heubner apresentou aquela forma de distúrbio de linguagem que Lichtheim indica como afasia sensória transcortical e deriva da interrupção das vias entre o centro sensório da linguagem e as associações de conceitos. Teria sido de se esperar, então, segundo a teoria dos distúrbios de linguagem em questão, um adoecimento na substância branca subjacente ao centro sensório. Em vez disso, encontrou-se um amolecimento superficial do córtex que separava o centro sensório intacto (inclusive no que tange à função) da maioria de suas ligações corticais fora do próprio território da linguagem. Heubner não deixou de enfatizar a importância desse achado, e Pick[103] chega, a partir dele, à mesma conclusão a que chegamos, de que as vias associativas da linguagem parecem passar pelo córtex propriamente dito. De resto, não nos é necessário contestar que também haja feixes de associação, que se estendem abaixo do córtex, que possam contribuir para a mesma função.

A suposição das "lacunas sem função".

Nossa ideia do aparelho de linguagem sofrerá uma modificação fundamental ao considerarmos ainda a terceira determinação da doutrina de Meynert-Wernicke, segundo a qual os centros da linguagem em funcionamento são separados por "lacunas sem função". Uma tal determinação parece ser indubitável, a princípio, como resultado direto da anatomia patológica. Se refletirmos, contudo, sobre a forma pela qual os distintos centros são compreendidos a partir da utilização de resultados de autópsia, nota-se que a anatomia patológica é incapaz de resolver essa questão. Vejamos a tabela na qual Naunyn registrou a extensão da lesão em 71 casos de distúrbio de linguagem. No local em que as lesões se superpõem de forma mais densa, supomos estarem os centros da linguagem. São áreas, segundo sua definição, cuja preservação é imprescindível para a utilização da função da linguagem; contudo, pode haver, além disso, outras áreas do córtex que igualmente sirvam à função da linguagem, cuja destruição, entretanto, seja mais facilmente tolerada pela função da linguagem. Se existem tais áreas do córtex, não poderemos identificá-las pelo estudo da tabela de Naunyn. Pode ser que o distúrbio da linguagem provocado por lesão em outras áreas seja causado somente pelo efeito remoto[104] que tais lesões exercem sobre o centro da linguagem; porém, é igualmente possível que as áreas raramente ocupadas, conforme a tabela, sejam da mesma forma "centros da linguagem", mas sem serem imprescindíveis ou constantes.

A esse respeito, voltemo-nos de preferência à pergunta sobre qual função será atribuída pelos autores ao território sem função entre os centros de linguagem e adjacente a eles.

Sobre essa questão, Meynert afirma sem tergiversar (*Psychiatrie* (1884), p. 140):

O papel das "lacunas sem função".

Ocorre aqui, naturalmente, que no curso fisiológico de ocupação do córtex por imagens de lembrança acontece uma crescente expansão da ocupação [*Besetzung*] de células do córtex, na qual se baseia o contínuo desenvolvimento da esfera de ideias infantis por meio da multiplicação de imagens da memória. É muito provável que seja também imposto pelas células do córtex à memória, como a base de todas as atividades intelectuais, um limite de armazenamento.

A última frase pode certamente ser interpretada no sentido de que não só o desenvolvimento infantil, mas também a aquisição de novos conhecimentos (por exemplo, a aprendizagem de uma nova língua) baseia-se na ocupação do solo até então desocupado no córtex, algo como uma cidade que por meio de emigrações amplia-se com novas ruas fora de suas muralhas.

Em um comentário anterior, Meynert atribuíra àqueles territórios vizinhos aos centros, porém desocupados, o papel de assumir a função desses centros após sua destruição, provocada experimentalmente ou não, uma ideia que se apoia nas investigações de Munk, aquele pesquisador cujos pressupostos enraízam-se completamente no solo das doutrinas de Meynert. Vimos, então, nesse momento, com que propósito a suposição das "lacunas sem função" no córtex cerebral fora concebida e podemos passar, agora, a verificar sua utilidade para a compreensão dos distúrbios de linguagem.

Encontramos, no bojo dessa investigação, que acontece exatamente o contrário do que é de se esperar com base nessa suposição. A função da linguagem permite reconhecer os mais extraordinários exemplos de novas aquisições. A própria aprendizagem da leitura e da escrita constitui um tal exemplo frente à primeira atividade de linguagem, e essa nova aquisição será de fato avariada por lesão em novas localizações, porque, para que essa nova aquisição ocorra, novos elementos dos sentidos (o óptico e o quiromotor[105]) devem ser considerados. Todas as outras novas aquisições da função da linguagem – se

aprendo, então, a compreender e a falar várias línguas estrangeiras, se, além do alfabeto primeiramente aprendido me aproprio do grego e do hebraico e além de minha escrita cursiva exercito a estenográfica e outras formas de escrita –, todas estas atividades (e as imagens de lembrança utilizadas para tanto podem superar em muitas vezes o número daquelas da primeira língua) estão obviamente localizadas nas *mesmas áreas* que reconhecemos como os centros da primeira língua aprendida. Nunca ocorre, pois, que, por meio de uma lesão orgânica, seja provocado um distúrbio na língua materna ao qual escape a língua posteriormente adquirida. Se os sons franceses estivessem localizados, em uma pessoa alemã que também entende o francês, em um outro local diferente dos sons alemães, então deveria necessariamente haver pelo menos um caso em que, como consequência de um amolecimento focal, a pessoa alemã deixasse de entender o alemão e continuasse a entender o francês. Sempre ocorre o contrário, e, com efeito, para todas as funções da linguagem.[106] Ao apreciar os casos em questão (infelizmente, não bastante numerosos em comparação com o interesse que eles despertam), encontro apenas dois elementos que condicionam o aparecimento do distúrbio de linguagem em uma pessoa poliglota: 1. a influência da época da aquisição, 2. a influência do uso. Via de regra, os dois aspectos atuam na mesma direção; nos casos em que eles se contradizem, a capacidade linguística mais antiga pode surpreendentemente prevalecer àquela mais bem exercitada. Jamais, entretanto, dá-se uma circunstância que seria explicável pela diferença da localização e não pelos dois aspectos funcionais mencionados. Fica evidente, então, que as associações da linguagem, com as quais trabalha nossa atividade de linguagem, são capazes de uma *superassocia-ção*, e esse processo nós ainda percebemos com clareza, durante o período em que só conseguimos realizar com dificuldades as novas associações, e fica igualmente evidente que o que foi *superassociado, esteja a lesão onde estiver, será avariado antes do que o que foi primeiramente associado.*

O grau em que uma *rara, mas intensa* modificação ocorrida no aparelho de linguagem pode também sobreviver a um dano – totalmente em contradição com todos os pontos de vista da localização de representações – pode ser verificado, talvez como em nenhum outro exemplo de forma mais enfática, no seguinte caso que eu tomo de empréstimo a Hughlings Jackson. Este pesquisador, de cujas ideias eu parto em quase todos os comentários precedentes para com sua ajuda questionar a teoria localizacionista dos distúrbios da linguagem, relata um caso não raro em que o paciente com afasia motora tem à sua disposição além do *sim* e do *não* ainda um outro resquício de linguagem que, em outras circunstâncias, corresponderia a um alto grau de atividade de linguagem. Esse resto de linguagem consiste, não raramente, em um forte praguejar (*Sacré nom de dieu, Goddam,* etc.),[107] e Hughlings Jackson esclarece que tal resquício pertence à linguagem emotiva e não intelectual também em estados saudáveis. Em outros casos, contudo, esse resto de linguagem não é um praguejar, mas sim uma palavra ou uma forma de dizer com significado específico, e poderíamos nos espantar, com razão, que exatamente essas células ou essas imagens de lembrança devessem ter escapado à destruição geral. Alguns desses casos permitem, contudo, uma interpretação muito plausível. Um homem, por exemplo, que podia dizer somente: "*I want protection*" (algo como: eu peço

Restos de linguagem e "últimas palavras".

ajuda), deveu sua afasia a uma briga em que se espatifara desmaiado no chão após um golpe na cabeça. Um outro tinha o espantoso resto de linguagem "*List complete*"; era um escrivão que adoecera após ter concluído um catálogo em um trabalho exaustivo. Tais exemplos nos fazem supor que esses restos de linguagem são as últimas palavras que o aparelho de linguagem construíra antes de seu adoecimento, talvez até pressentindo o fato. Explico a permanência desta última modificação por sua intensidade, se ela ocorre em um momento de grande excitação interna. Lembro-me[108] de que pensei por duas vezes estar correndo risco de vida, e as percepções ocorreram ambas as vezes de forma súbita. Nos dois casos, eu pensei comigo: "Agora se acabou para você", e enquanto meu falar interno se dava somente com imagens de som muito imprecisas e com as sensações dos lábios quase sem intensidade, ouvi em meio ao perigo essas palavras, como se alguém as soprasse em meus ouvidos, e as vi ao mesmo tempo como que impressas em uma folha esvoaçante.

O território da linguagem, um distrito contínuo do córtex.

Rejeitamos, pois, a suposição de que o aparelho de linguagem seja constituído de centros distintos, separados por territórios corticais sem função e, além disso, que as representações (imagens de lembrança) que servem à linguagem ficam armazenadas em determinadas áreas do córtex, denominadas de centros, enquanto a associação dessas representações é feita exclusivamente por fibras de substância branca subcorticais. Então, resta-nos agora expor a ideia de que *o território da linguagem no córtex é um distrito contínuo*, dentro do qual as associações e transferências, nas quais se baseiam as funções da linguagem, ocorrem em uma complexidade cujos detalhes exatos escapam à compreensão.[109]

Como explicamos, porém, com base numa tal suposição, a existência dos centros de linguagem que a patologia nos desvelou, sobretudo as áreas de Broca e de Wernicke? Neste ponto, um olhar sobre a superfície convexa de um hemisfério esquerdo pode nos trazer o esclarecimento. Os ditos centros da linguagem apontam, de fato, a relações tópicas que exigem uma interpretação que pode ser encontrada com base em nossas reflexões. Eles se distanciam muito um do outro; se seguirmos Naunyn, encontram-se na parte posterior do primeiro giro temporal, na parte posterior do terceiro giro frontal, no lobo parietal inferior, em que o giro angular se imiscui no lobo occipital; a posição de um quarto centro para os movimentos da escrita parece não estar satisfatoriamente comprovada (parte posterior do giro frontal mediano?). Além disso, eles se dispõem de tal modo que compreendem entre si um grande território cortical (a ínsula com as partes do giro que a recobrem), cuja lesão provavelmente está sempre ligada a distúrbio de linguagem; e apesar de sua extensão não poder ser delimitada exatamente pela disposição das lesões encontradas nos casos de afasia, pode-se, contudo, dizer que eles formam os distritos mais periféricos do suposto território da linguagem; além disso, pode-se dizer que aparecem distúrbios da linguagem no interior dos centros (por volta do ponto médio da curva do hemisfério), ao passo que no exterior deles encontram-se partes do córtex com outro significado. Se os "centros" aparentam ser os ângulos do campo da linguagem, deve-se considerar, a seguir, em quais outros territórios esses centros encontram suas fronteiras. A área de Broca situa-se na imediata vizinhança do centro motor para os nervos bulbares; a área de Wernicke situa-se em um território que abrange a terminação do nervo acústico, cujo local preciso não é conhecido, e o

Os centros são os ângulos do campo da linguagem.

centro visual faz fronteira com as áreas do lobo occipital, nas quais buscamos a terminação do nervo óptico. Uma tal disposição, sem sentido de acordo com a teoria dos centros, se esclarece para nós da seguinte maneira:

O território de associação da linguagem, do qual participam elementos ópticos, acústicos, motores (ou cinestésicos), estende-se, por isso mesmo, *pelos campos corticais desses nervos sensórios e pelos respectivos campos corticais motores.* Se imaginarmos, agora, nesse campo de associação, uma lesão passível de ser deslocada, então ela terá tanto mais efeito (sendo de mesma extensão) quanto mais ela se aproximar de um desses campos corticais, ou seja, quanto mais periférica ela se situar no distrito da linguagem. Se ela ficar diretamente na fronteira de um desses campos corticais, ela separará o território de associação da linguagem de um dos seus afluentes, e, assim, faltará ao mecanismo da linguagem um de seus elementos, óptico, acústico, etc., já que todo impulso para associação [*Assoziationsanregung*] dessa natureza partiu dos respectivos campos corticais. Desloca-se a lesão em direção à região interna do campo de associação, então seu efeito será vago; de maneira alguma a lesão poderá anular completamente todas as possibilidades de associação de um tipo. Dessa maneira, as partes do campo da linguagem que margeiam os campos corticais dos nervos óptico, acústico e dos nervos cerebrais motores adquirem a importância que a patologia lhes atribui e que as levou a ocupar a posição de centros da linguagem. Essa importância vale, contudo, apenas para a patologia, e não para a fisiologia do aparelho de linguagem, já que não se pode afirmar que nelas ocorram outros ou mais importantes processos diferentes dos que ocorrem naquelas partes do campo da linguagem, cuja lesão é mais bem tolerada. Essa ideia resulta diretamente da recusa em separar o processo da representação do da associação e em localizar ambos os processos em áreas diferentes.

Wernicke se aproximou dessas ideias em alguns aspectos quando ele colocou em dúvida, em sua última exposição sobre esse tema, a suposição de um centro especial para a atividade de leitura circunscrito à terminação do córtex óptico e de um centro especial para o escrever circunscrito à dita região do braço. Suas reflexões não são, todavia, de natureza fundamental, na medida em que elas partem meramente da variação anatômica, ou seja, de que as imagens de lembranças ópticas e quiromotoras, importantes para a linguagem, ficam dispersas em meio a outras de igual natureza. Por outro lado, Heubner foi impelido a uma duvidosa pergunta, pela consideração de um caso por ele relatado, que é análoga à pergunta concernente à linguagem, com a qual nos ocupamos:

> Ou não há, talvez, campo cortical algum concernente à cegueira, à surdez ou à paralisia da *alma*? Ou, ao contrário, o sintoma desses estados produz-se simplesmente na medida em que os campos corticais [...] que servem diretamente às mencionadas funções sejam isolados do restante do córtex cerebral por focos de amolecimento vizinhos?

Temos ainda que resolver duas questões que se poderiam dirigir contra o valor de nossa concepção dos centros.

1. Se a destruição do pedaço do território da linguagem que margeia diretamente um campo cortical (do nervo óptico, do acústico, da mão, da língua, etc.) tem a consequência descrita para a função da linguagem meramente porque a ligação com os estímulos de associação ópticos, acústicos, dentre outros, foi interrompida, então a destruição do próprio campo cortical deveria ter a mesma consequência

Conse-quências advindas da formação unilateral do campo de linguagem.

para a linguagem. Isso, contudo, entraria em contradição direta com nossas experiências, que nos mostram que os sintomas locais de todas essas lesões não vêm acompanhados de distúrbio de linguagem. Esta primeira contraditória se resolve facilmente quando se considera que *todos os outros campos corticais existem bilateralmente, ao passo que o campo de associação da linguagem está organizado somente em um hemisfério*. A destruição de um dos campos corticais ópticos, por exemplo, não perturbará a utilização dos estímulos visuais para a linguagem (a leitura), pois, neste caso, o campo da linguagem conserva sua ligação estabelecida (desta vez, por meio de fibras cruzadas de substância branca) com o campo cortical óptico do outro lado. Move-se a lesão, entretanto, para a fronteira do campo cortical óptico, então aparece a alexia, pois pode estar interrompida não somente a ligação com o campo cortical do mesmo lado, mas também a ligação com o campo cortical óptico cruzado. Temos, portanto, de acrescentar a suposição de que a aparência de centros surge ademais do fato de as ligações cruzadas dos campos corticais do outro hemisfério virem se juntar na mesma área, ou seja, na periferia do campo da linguagem, em que também ocorre a ligação com o campo cortical do mesmo lado. Isso é plausível, pois para a atividade de associação da linguagem a existência bilateral de estímulos ópticos, acústicos, dentre outros, não possui importância fisiológica alguma.

O fato de existirem tais ligações do distrito da linguagem com os campos corticais bilaterais não é uma nova suposição, mas uma suposição retirada da teoria dos centros. As relações anatômicas dessa associação cruzada, a propósito, ainda não estão indubitavelmente comprovadas e podem, quando se tornarem conhecidas, esclarecer algumas particularidades quanto à posição e à extensão dos

O campo da linguagem não tem vias aferentes especiais.

aparentes centros, bem como algumas marcas individuais dos distúrbios da linguagem.

2. Poder-se-ia perguntar que valor efetivo há em questionar a existência de centros especiais para a capacidade de linguagem, posto sermos, contudo, obrigados a falar em campos corticais, ou seja, centros ópticos, acústicos e motores dos órgãos da linguagem? Sobre este ponto se pode revidar dizendo que considerações semelhantes deveriam ser retomadas também no que tange aos ditos centros motores e sensórios do córtex, e que, contudo, não se pode contestar campos corticais, por si mesmos mais bem delimitados, para as outras funções, pois tais campos corticais podem ser caracterizados pelo fato anatômico da presença da terminação dos nervos sensórios ou pelo fato anatômico da presença da parte correspondente da via piramidal em determinados territórios do córtex. O campo de associação da linguagem, porém, carece dessas relações diretas com a periferia do corpo; ele certamente não tem vias sensíveis de projeção própria, e muito provavelmente também não tem "vias de projeção" motoras especiais.[110]

VI.

Nossa ideia da composição do aparelho central da linguagem é, então, a de um *território contínuo do córtex* que abrange o espaço entre as terminações dos nervos óptico e acústico e dos nervos motores cerebrais e das extremidades no hemisfério esquerdo; assim sendo, provavelmente possui exatamente aquela extensão que Wernicke, em seu primeiro trabalho, lhe quis atribuir: o território do primeiro giro circundando a fissura de Sylvius. Recusamo-nos a localizar elementos psíquicos do processo de linguagem em áreas determinadas desse território, bem como rejeitamos a suposição de que

Todos as afasias se baseiam na interrupção de vias de condução.

houvesse regiões dentro desse território que estivessem excluídas da atividade ordinária da linguagem e que sejam mantidas livres para novas aquisições de conhecimentos linguísticos; finalmente, fizemos remontar o fato da existência dos centros da linguagem que a patologia nos apresenta, muito embora numa delimitação indeterminada, às relações de localização anatômica dos campos corticais contíguos e das vias de condução provenientes do hemisfério direito. Portanto, os centros da linguagem tornaram-se para nós áreas do córtex que podem, com direito, exigir o reconhecimento de uma extraordinária importância anatomopatológica, mas não podem exigir o reconhecimento de nenhuma importância fisiológica especial; adquirimos o direito de descartar a diferenciação das assim chamadas afasias de "centro" ou corticais daquelas ditas afasias de condução e de afirmar que *todas as afasias se baseiam na interrupção de associações, ou seja, na interrupção de vias de condução*. A afasia provocada por destruição ou lesão de um "centro", em nossa concepção, não é nada mais nada menos que a afasia provocada por lesão daquelas vias de associação que confluem para os chamados pontos nodais no centro.

Afirmamos, igualmente, que toda afasia deve ser relacionada a algum distúrbio no córtex cerebral propriamente dito (provocado diretamente ou por efeito à distância), o que somente significa que o território da linguagem não possui vias aferentes ou eferentes próprias que chegam até a periferia do corpo. A prova dessa afirmação repousa sobre o fato de que lesões subcorticais até a periferia não podem provocar distúrbio de linguagem, se excluímos a *anartria*, conforme sua definição, dos outros distúrbios de linguagem. Jamais foi observado que uma pessoa tenha adquirido surdez verbal por causa de uma lesão na raiz do

A afasia sensória subcortical.

nervo acústico, na oblongata, na parte posterior do par do tubérculo quadrigêmeo ou na cápsula interna, sem antes ser também de outro modo surda, ou que uma lesão parcial da raiz do nervo óptico, do diencéfalo, etc. a tenha tornado cega para a leitura. Em todo o caso, Lichtheim diferencia uma surdez verbal subcortical, uma afasia motora subcortical, e Wernicke supõe alexias e agrafias subcorticais. Eles não derivam essas formas de distúrbio de linguagem de lesões nos feixes de associação subcorticais, que, segundo a nossa consideração, não precisam ser separados dos feixes de associação que passam pelo próprio córtex, mas derivam-nas de lesões radiais, ou seja, das vias aferentes e eferentes da linguagem. Resta-nos, então, a tarefa de analisarmos mais de perto esses distúrbios subcorticais da linguagem.

A característica de uma afasia sensória subcortical pode ser derivada facilmente do esquema de Lichtheim, que indica uma via auditiva específica α-A (Fig. 3) para a linguagem. O enfermo não estaria em condição de guardar novos sons de palavra a ele proferidos, mas dispõe, contudo, das imagens de som e realiza todas as funções da linguagem de forma plenamente correta. Lichtheim encontrou também, de fato, um caso desse tipo, cujos primeiros estágios da doença, na verdade, ainda não estão totalmente esclarecidos, mas que em seu comportamento final correspondia totalmente ao quadro provocado por interrupção da via α-A. Admito que, com respeito à importância atribuída às "imagens de som" para o uso da linguagem, foi extremamente difícil dar uma outra explicação a essa afasia sensória subcortical que prescinda da suposição de uma via auditiva aferente α-A. Eu estava a ponto de explicar esse caso de Lichtheim por uma independência individual dos outros elementos da linguagem

O caso de
dificuldade
de audição
de palavra
relatado por
Giraudeau.

com relação às imagens de som, pois o paciente de Lichtheim era um jornalista muito culto. Se o tivesse feito, certamente nada mais teria sido que um subterfúgio.

Procurei, então, por casos semelhantes na literatura disponível. Wernicke relata, na ocasião de sua resenha sobre o trabalho de Lichtheim, ter feito uma observação bastante análoga àquela e que ele a comunicaria nos próximos relatos advindos de seu trabalho clínico. Não pude, contudo, encontrar essa comunicação na literatura.[111] Por outro lado, deparei-me com um caso de Giraudeau[112] que, no mínimo, tem uma grande semelhança com o caso de Lichtheim. A enferma (Bouquinet) encontrava-se totalmente sem distúrbios em sua linguagem, e, assim mesmo, estava em grande medida surda para palavras, sem de fato ser surda (mesmo que a garantia do último ponto deixe algo a desejar). Ela tinha, no mínimo, uma "dificuldade de audição de palavras". Entendia as perguntas feitas a ela somente quando se repetiam as perguntas diante dela várias vezes, e frequentemente nem assim entendia. Quando acontecia de ela entender e responder a uma pergunta, todas as respostas seguintes recapitulavam a linha de raciocínio então estimulada, sem levar em consideração as perguntas feitas posteriormente. A diferença entre os dois casos diminui ainda mais se considerarmos que o paciente de Lichtheim apresentava um outro comportamento além da surdez verbal. Ele não fazia o menor esforço para entender as perguntas a ele dirigidas, não emitia qualquer resposta e parecia nem mesmo querer voltar sua atenção ao que fora ouvido. Talvez este paciente tenha adquirido a aparência de completa surdez verbal por meio desse comportamento proposital, enquanto poderia ter sido em outras circunstâncias demonstrado que sua compreensão da linguagem, assim como a de Bouquinet, devesse ser conquistada por meio de admoestações repetidas e enfáticas. Os pacientes com surdez verbal, via de regra, percebem a linguagem que eles não entendem, eles acreditam ter entendido alguma coisa e fornecem habitualmente, em consequência deste pressuposto, uma resposta inadequada.

Dificuldades e provável explicação para a afasia sensória subcortical.

A paciente de Giraudeau foi, então, submetida à autópsia e comprovou-se que a causa de seu distúrbio de linguagem foi uma lesão do primeiro e do segundo giros temporais, mesma causa tão frequentemente encontrada para afasias sensórias comuns. Ninguém que lançar um olhar sobre a ilustração que acompanha a comunicação de Giraudeau poderá assumir que essa lesão tenha provocado outra coisa senão a forma comum de afasia sensória com distúrbio de linguagem mais grave. Todavia, ainda há algo que se deve considerar. A lesão no caso de Giraudeau é, por sua vez, uma lesão incomum, um tumor (gliossarcoma). Recordamos, neste momento, uma suposição que nós proferimos na oportunidade do comentário da afasia motora transcortical, segundo a qual o aparelho de linguagem provavelmente não dê apenas sinais locais, mas também permita descobrir uma natureza específica do processo da doença por uma variação de sua sintomatologia funcional. Vemos, pois, que o caso de Giraudeau não traz nada que sirva de comprovação para a existência de uma via subcortical aferente α-A. O tumor descoberto pela autópsia não era algo que, advindo da substância branca, crescia para o lado de fora, de modo que ele tivesse provocado em um estágio anterior uma mera lesão subcortical. Ele, muito ao contrário, estava colado à meninge e podia ser facilmente dissecado da substância branca amolecida. Creio, então, poder supor, para a afasia sensória subcortical, que ela não se baseia na lesão da via subcortical α-A, mas sim em um adoecimento da mesma região que será tida como responsável pela afasia sensória cortical. Em todo o caso, não posso dar esclarecimento completo algum para o estado funcional específico que tenho de pressupor para o acometimento pela doença acima referida nessa área.[113]

Afasia motora subcortical e anartria. Sobre a afasia motora subcortical, podemos nos expressar de forma breve. Lichtheim a caracteriza como o mesmo comportamento da afasia motora cortical, entretanto com a manutenção da capacidade de escrever. O próprio Wernicke, que submeteu os distúrbios da linguagem escrita a uma análise cuidadosa e exaustiva, deixa de lado essa característica distintiva. Para ele, a afasia motora subcortical se caracteriza pelo fato de os doentes "estarem em condição de informar o número de sílabas" das palavras requisitadas. Vimos que controvérsias advêm desse teste de Lichtheim. Algumas observações de Dejerine[114] confirmaram, desde então, a importância do teste de sílabas de Lichtheim para o diagnóstico da afasia motora subcortical; resta-nos somente afirmar que poderíamos com o mesmo direito classificar esses casos como anartria, e não como afasia.

Vários casos bem observados, por último um de Eisenlohr, permitem crer que uma lesão abaixo da área de Broca produz um distúrbio de linguagem que se pode nomear de parafasia literal e representa a passagem à anartria. Somente para a parte motora do aparelho de linguagem seria concedida uma via especial rumo à periferia.

Se dotamos o território motor cortical da linguagem de um feixe especial eferente, gostaríamos, entretanto, de notar que a lesão desse feixe causa fenômenos que, quanto mais profundos, mais se aproximam de uma anartria. A afasia permanece, assim sendo, um fenômeno cortical.

Acrescentamos, pois, à nossa concepção do aparelho de linguagem, que ele não possui, além da via cuja lesão se reconhece como anartria, via especial alguma, seja aferente ou eferente. Referiremo-nos brevemente aos assim chamados distúrbios subcorticais de leitura e escrita posteriormente.

Neste momento,[115] pretendemos investigar quais são as suposições de que necessitamos para a explicação dos distúrbios de linguagem, com base em uma tal composição do aparelho de linguagem; em outras palavras, o que nos ensina o estudo dos distúrbios de linguagem sobre a função desse aparelho. Nesse sentido, pretendemos separar, tanto quanto possível, o lado anatômico do lado psicológico do objeto em questão.

A representação de palavra.

Para a Psicologia, a *palavra* é a unidade da função de linguagem, uma representação complexa que se apresenta como um composto de elementos acústicos, visuais e cinestésicos. Devemos o conhecimento sobre essa composição à Patologia, que nos mostra que, em casos de lesões orgânicas no aparelho de linguagem, ocorre uma fragmentação do discurso conforme essa composição. Estaremos, assim, advertidos de que o colapso de um destes elementos da representação de palavra se apresentará como o índice essencial que nos permite concluir sobre a localização do adoecimento. Normalmente se consideram quatro partes componentes da representação de palavra: *a imagem de som* [*Klangbild*], a *imagem visual das letras* [*visuelle Buchstabenbild*], a *imagem de movimento da fala* [*Sprachbewegungsbild*] e a *imagem de movimento da escrita* [*Schreibbewegungsbild*]. Entretanto, essa composição se mostra mais complicada quando se entra no mérito do provável processo de associação que acompanha cada uma das tarefas da linguagem:

1. Aprendemos a *falar* na medida em que associamos uma *imagem de som de palavra* com uma *sensação de inervação de palavra*.[116] Após falarmos, encontramo-nos em posse de uma *representação de movimento da fala* (sensações centrípetas dos órgãos da fala), de tal modo que a *palavra* é para nós, em seu aspecto motor, duplamente determinada. De ambos os elementos determinantes, o primeiro, a representação da inervação de palavra, parece possuir o menor valor do ponto de vista psicológico, e pode-se questionar sua ocorrência como fator psíquico. Além disso, após falarmos, obtemos uma *imagem de som* da palavra falada. Enquanto ainda não tivermos consolidado nossa linguagem, essa segunda imagem de som não precisa ser igual à primeira,[117] mas somente estar associada a ela.

O processo de asso- ciação ao falar e ler.

Nesse nível (do desenvolvimento da linguagem infantil), servimo-nos de uma linguagem criada por nós mesmos, comportamo-nos, então, como pacientes com afasia motora, na medida em que associamos diversos sons de palavras estranhos com um só som produzido por nós mesmos.

2. Aprendemos a *linguagem dos outros* na medida em que nos esforçamos para tornar a imagem de som produzida por nós o mais semelhante possível ao que deu ensejo à inervação da linguagem. Aprendemos assim a *repetir* [*Nachsprechen*]. Concatenamos, então, as palavras umas às outras no *falar coerente*, na medida em que esperamos, de posse da inervação da próxima palavra, até que a imagem de som ou a representação de movimento da fala (ou ambas) da palavra anterior tenha sucedido. A certeza de nosso falar parece então sobredeterminada [*überbestimmt*][118] e pode tolerar bem a falta de um ou outro

fator determinante. Assim, algumas das particularidades da parafasia – fisiológica e patológica – explicam-se por essa ausência da correção feita pela segunda imagem de som e pela imagem de movimento da fala.

3. Aprendemos a *soletrar* na medida em que conectamos as imagens visuais das letras com novas imagens de som, que, ao mesmo tempo, devem nos recordar dos sons já conhecidos. Repetimos prontamente a imagem de som indicativa das letras, e, assim sendo, a letra nos parece novamente determinada por duas imagens de som que se recobrem e por duas representações de movimento correspondentes uma à outra.

4. Aprendemos a *ler* na medida em que conectamos de acordo com certas regras a sequência de representações de inervações de palavra e de representações motoras de palavra que armazenamos ao falar cada uma das letras, de tal forma que surgem novas representações de movimento de palavra. Tão logo tenham sido pronunciadas essas últimas palavras, descobrimos pela imagem de som dessas novas representações de palavra que ambas, imagem de movimento de palavra e imagem de som de palavra, que adquirimos dessa maneira, são conhecidas desde muito tempo e que são idênticas às utilizadas durante o falar. Então, associamos essas imagens da linguagem, obtidas por meio do soletrar, ao significado atribuído aos primeiros sons de palavra. Lemos, assim, com compreensão. Se nós falávamos primariamente não uma língua escrita, mas sim um dialeto, então devemos superassociar as imagens de movimento de palavra, adquiridas ao soletrar, àquelas imagens de som da antiga língua e, destarte, aprender uma nova língua, o que será facilitado pela semelhança do dialeto com a língua escrita.

Dessa exposição do aprendizado da leitura, conclui-se que ele resulta em um processo deveras complicado que deve necessariamente corresponder a um repetido ir e vir do movimento de associação. Estaremos, além do mais, advertidos de que os distúrbios do ler na afasia devem necessariamente suceder de maneiras muito variadas. Somente o *distúrbio na leitura de letras* será decisivo para se inferir uma lesão do elemento visual na leitura. A composição das letras para formar uma palavra se dá durante a transposição à via da fala; assim sendo, ela será suspensa em caso de afasia motora. A compreensão de algo lido se dá primeiramente por intermédio das imagens de som que resultam das palavras proferidas, ou por intermédio das imagens de movimento de palavra que surgiram ao falar. Assim sendo, ela se demonstra como uma função que se extingue não somente por lesão motora, mas também por lesão acústica e, mais ainda, como uma função que é independente da realização da leitura. A auto-observação mostra a todos que existem várias formas de ler, dentre as quais algumas prescindem da compreensão da leitura. Quando leio textos a serem corrigidos em que tenho o propósito de voltar especial atenção às imagens visuais das letras e a outros sinais gráficos, o sentido das palavras lidas me escapa tão completamente que, para melhoramentos estilísticos do texto, necessito fazer outra leitura completa.

O processo de associação ao ler e escrever. Quando leio um livro que me interessa, um romance, por exemplo, ignoro todas falhas de impressão, e pode acontecer que eu nada guarde na cabeça sobre o nome dos personagens nele presentes, a não ser algum traço confuso e algo como a lembrança de que eles são grandes ou pequenos e contêm uma letra curiosa, um x ou z. Quando devo proferir uma conferência, em que tenho de voltar atenção especial às imagens de som de minhas palavras, bem como a seus intervalos, corro novamente o risco de me preocupar tão pouco com o sentido que, tão logo eu me encontre cansado, leio de tal forma que a outra pessoa ainda possa entender, mas eu mesmo nem sei mais o que acabei de ler.[119] Esses são fenômenos da atenção dividida [*Phänomene der geteilten Aufmerksamkeit*] que entram em consideração neste momento, posto que a compreensão do que é lido somente sucede por meio de um desvio bastante longo. O fato de não se tratar mais de uma tal compreensão, quando o próprio processo de leitura oferece dificuldades, se tornará claro pela analogia com nosso comportamento durante o aprendizado da leitura, e deveremos nos precaver contra a afirmação de que a ausência de uma tal compreensão seja tida como sinal de uma interrupção da via de condução. A leitura em voz alta não deve ser tida como um processo diferente da leitura silenciosa, a não ser pelo fato de que ela ajuda a liberar a atenção da parte sensória[120] do processo de leitura.

5. Aprendemos a *escrever* na medida em que reproduzimos as imagens visuais das letras através de imagens de inervação da mão, até que imagens visuais iguais ou semelhantes sejam produzidas. Via de regra, as imagens de escrita são apenas semelhantes às imagens de leitura e a elas superassociadas, já que aprendemos a ler escrita impressa[121] e aprendemos a escrever escrita cursiva. O escrever se mostra como um processo comparativamente mais simples e não tão facilmente perturbável quanto a leitura.

6. É de se supor que posteriormente nós também coloquemos em prática cada uma das funções da linguagem pelos mesmos caminhos associativos por meio dos quais nós as adquirimos. Podem ocorrer aí abreviações e delegações, mas nem sempre é fácil dizer de que natureza. A importância delas será ainda diminuída pela consideração

de que, em casos de lesão orgânica, o aparelho de linguagem provavelmente será em certa medida danificado como um todo e será impelido ao retorno às formas de associação primárias, mais seguras e circunstanciadas. No que tange à leitura, a influência da "*imagem* visual *da palavra*" se torna indubitavelmente efetiva em leitores experimentados, de tal forma que palavras isoladas (nomes próprios) podem também ser lidos prescindindo do soletrar.

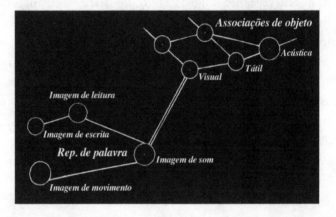

Figura 8 – *Esquema psicológico da representação de palavra*: a representação de palavra se apresenta como complexo de representação fechado; a representação de objeto, ao contrário, se apresenta como um complexo de representação aberto. A representação de palavra não é conectada à representação de objeto por meio de todas as suas partes componentes, mas somente por meio da imagem de som. Dentre as associações de objeto são as visuais que representam o objeto de maneira semelhante àquela pela qual a imagem de som representa a palavra. As ligações da imagem de som da palavra com as outras associações de objeto além das visuais não foram indicadas.[122]

A palavra é, então, uma representação complexa que consiste nas imagens mencionadas, ou, dito de outra forma, à palavra corresponde um intricado processo associativo [*Assoziationsvorgang*] para o qual concorrem os referidos elementos de origem visual, acústica e cinestésica.

Todavia, a palavra conquista seu significado por meio da conexão com a *representação de objeto* [*Objektvorstellung*],[123] ao menos se limitarmos nossa consideração aos substantivos. A representação de objeto é, por sua vez, um complexo associativo composto pelas mais diversas representações visuais, acústicas, táteis, sinestésicas, etc. Concluímos a partir da Filosofia que a representação de objeto nada mais contém além dessas representações, e que a aparência de uma *coisa*, para cujas *características* concorrem aquelas impressões dos sentidos, somente se constitui na medida em que abarcamos, na soma das impressões dos sentidos que apreendemos de um objeto, a possibilidade de uma grande sequência de novas impressões na mesma cadeia associativa (J. S. Mill).[124] A representação de objeto, portanto, não se apresenta a nós como uma representação fechada, nem tampouco como uma representação passível de ser fechada, ao passo que a representação de palavra se nos apresenta como algo fechado, apesar de ser capaz de ampliação.

A afirmação que devemos assumir com base na patologia dos distúrbios de linguagem é a de que *a representação de palavra está unida em sua extremidade sensível (por intermédio das imagens de som) à representação de objeto*. Consequentemente, chegamos à suposição de duas classes de distúrbios de linguagem: 1. uma afasia de primeira ordem, ou *afasia verbal*, na qual somente as associações entre os elementos individuais da representação de palavra estão perturbadas, e 2. uma afasia de segunda ordem, ou *afasia assimbólica*, na qual a associação entre representação de palavra e representação de objeto está perturbada.

Utilizo a denominação *assimbolia* em um sentido diferente do que se tornou usual desde Finkelnburg,[125] pois me

Represen-tação de palavra e represen-tação de objeto.

parece que a relação entre representação de palavra e representação de objeto merece o nome de *simbólica*, muito mais que a relação entre objeto e representação de objeto. Aos distúrbios do reconhecimento de objetos, que Finkelnburg resume como assimbolia, gostaria de sugerir a denominação *agnosia*.[126] Seria, então, possível que distúrbios agnósticos, que só podem ser provocados por lesões corticais bilaterais e extensas, também tenham como consequência um distúrbio de linguagem, já que todos os estímulos para o falar espontâneo provêm do território das associações de objeto. Tais distúrbios de linguagem eu os chamaria de *afasias de terceira ordem* ou *afasias agnósticas*. A clínica nos instruiu, de fato, sobre alguns casos que exigem essa concepção.

Os três tipos de afasia.

A primeira dessas afasias agnósticas é um caso de Farges,[127] que foi mal observado e interpretado também da maneira mais inadequada possível e nomeado *afasia em uma tátil [Aphasie chez une tactile]*. Assim sendo, espero poder dirimir os mal-entendidos a tal ponto que se possam reconhecer os fatos ali presentes.

Trata-se de uma enferma que ficou cega devido a causas cerebrais e que, provavelmente, tinha focos bilaterais da origem do adoecimento no córtex. Ela não reagia a chamados e repetia sem cessar, quando alguém queria estabelecer contato com ela: "Não quero, não posso!"[128] com um tom da maior impaciência. Ela não reconhecia nem sequer a voz do médico. No momento exato em que o médico segurava seu pulso, e assim lhe fornecia, portanto, uma representação tátil, ela o reconhecia, dizia seu nome corretamente, conversava com ele sem distúrbio de linguagem, etc., até que ele soltava sua mão e, destarte, voltava a se tornar inacessível a ela. O mesmo acontecia quando alguém lhe proporcionava uma representação tátil[129] (representação olfativa, representação palatal) de um objeto. Enquanto ela tinha acesso a essa representação, ela dispunha igualmente das palavras requeridas e se comportava de forma adequada; no momento em que o acesso à representação fosse retirado dela, ela repetia sua monótona prova de impaciência ou falava sílabas desconexas e se mostrava alheia à compreensão da linguagem. Esta enferma tinha, então, um aparelho de linguagem completamente intacto, do qual ela não podia dispor até o momento em que ele fosse estimulado pelas únicas associações de objeto preservadas.

A afasia agnóstica.

Uma segunda observação desse tipo ensejou C. S. Freund[130] a postular a categoria de *afasia óptica*. O enfermo de Freund apresentava dificuldades no falar espontâneo e na nomeação de objetos tal qual em casos de afasia sensória provocada por lesão do território acústico. Uma *vela* ele denominava, por exemplo, *óculos*; numa segunda visada, ele dizia: "É, por assim dizer, um cilindro", e ainda: "Não, é... espera aí, uma luz de cera". Contudo, se o deixassem segurar o objeto com as mãos, de olhos fechados, ele encontrava rapidamente o nome correto. O aparelho de linguagem estava, portanto, intacto, somente reagia de forma defeituosa às associações de objeto provindas da visão, ao passo que trabalhava corretamente com as associações de objeto advindas do tato. A propósito, a influência do distúrbio nas associações de objeto no caso de Freund não tem alcance tão grande quanto no caso de Farges. O enfermo de Freund piorou progressivamente, tornou-se depois completamente surdo para palavras e, no exame de autópsia apresentou lesões que atingiam não somente o território da visão, mas também o território da linguagem.

O fato de distúrbios nos elementos ópticos das representações de objeto poderem exercer uma tal influência sobre a função da linguagem explica-se por serem as imagens da visão[131] os componentes mais proeminentes e importantes de nossas representações de objeto. Quando em uma pessoa o trabalho intelectual se realiza essencialmente com a ajuda dessas imagens ópticas, para o que, segundo Charcot, a idiossincrasia individual é decisiva, lesões bilaterais no território cortical óptico devem necessariamente causar também lesões das funções da linguagem que extrapolam sobremaneira o explicável por meio da localização. Farges poderia ter descrito sua observação com muito mais razão como "afasia em uma *visual*" [*aphasie chez une* visuelle].[132]

Esquema anatômico do aparelho de linguagem.

Enquanto esses casos de *afasia agnóstica* baseiam-se em um efeito funcional à distância sem lesão orgânica do aparelho de linguagem, nos casos de afasia verbal e assimbólica a lesão do próprio aparelho de linguagem deve ser levada em consideração. Esforçaremo-nos agora por discernir aqui, o máximo possível, tanto os aspectos funcionais quanto os aspectos tópicos que são relevantes para a explicação desses distúrbios de linguagem.

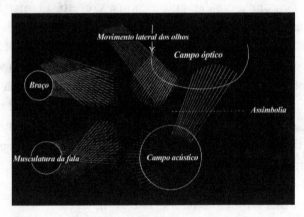

Figura 9 – *Esquema anatômico do campo de associação da linguagem.*
Para a explicação da aparência de centros de linguagem. Os campos corticais dos nervos acústico, óptico, do braço e da musculatura da linguagem são esquematizados por meio de círculos; as vias de associação que partem deles e chegam ao interior do campo da linguagem são apresentadas como feixes de raios. Onde as últimas são cruzadas pelos feixes separados de suas origens surge

um "centro" para o respectivo elemento associativo. Para o campo acústico não são ilustradas as ligações bilaterais, por um lado, com o objetivo de evitar tornar confusa a figura e, por outro lado, por causa da obscuridade que existe especificamente sobre a relação entre o campo auditivo e o centro acústico da linguagem. ‒ Dividir também espacialmente as ligações com o campo óptico em dois feixes é algo permitido pela consideração de que os movimentos dos olhos são postos em prática de forma especial para a associação da leitura.

A assimbolia pura.

Esboçaremos um esquema que prescinde[133] das relações anatômicas espaciais exatas e que deve somente apresentar as relações entre cada um dos elementos das associações da linguagem entre si (Fig. 9). Não ilustramos neste esquema, por meio de círculos, os ditos centros da linguagem, mas sim os campos do córtex percorridos pelas associações da linguagem. As partes do campo da linguagem adjacentes a eles adquirem o significado de centros da linguagem pelas ligações cruzadas (indicadas pela musculatura da mão, pela musculatura da fala [*Sprachmuskulatur*][134] e pelo nervo óptico) com o outro hemisfério. Daí resultam, então, três distúrbios de linguagem, que, na afasia verbal, indicam a localização de uma lesão. Se a lesão localiza-se, a saber, nas partes do campo da linguagem conhecidas como centros da linguagem, vizinhas aos demais campos corticais, ela terá como efeito que: 1. a transferência à via da fala [*Sprachbahn*], 2. a transferência à via da escrita referente à mão e 3. o reconhecimento das letras serão impossíveis e, assim sendo, que surja a afasia motora simples, a agrafia e a alexia da letra. Quanto mais central for a lesão no campo da linguagem, menos efetiva será sua consequência de desligamento de um dos elementos das associações da linguagem e mais o aparecimento do distúrbio da linguagem dependerá dos aspectos funcionais que são determinantes para o aparelho de linguagem, independentemente do local da lesão. Na afasia verbal, então, podemos *relacionar apenas a perda de alguns elementos associativos isolados com a localização* e explicá-la por meio desta. A certeza do diagnóstico será aumentada não quando a lesão se estender profundamente no território da linguagem, mas quando ela se estender nos campos corticais adjacentes a ele, ou seja, quando a afasia motora for acompanhada de hemiplegia e a alexia de uma hemianopsia.

A ecolalia.   O distúrbio de linguagem assimbólico pode ocorrer, em alguns casos, na forma pura e em consequência de uma lesão que não for difusa e que percorra uma linha perpendicular à direção da associação. Assim ocorre no caso de Heubner, que apresenta uma separação ideal entre o território da linguagem e suas associações por um foco de amolecimento que contorna o ponto nodal do território da linguagem, ou seja, a região acústica. O distúrbio de linguagem assimbólico sem complicações (com a conservação de todas as associações de palavra) pode também resultar, talvez, de um estado meramente funcional do aparelho de linguagem como um todo, pois há indícios de que a ligação entre representação de palavra e de objeto seja a parte mais facilmente exaurível do trabalho da linguagem e, em certa medida, seu ponto fraco. Pick, por exemplo, dirigiu sua atenção, em um interessante trabalho, à surdez verbal transitória ocorrida após ataques epilépticos.[135] A enferma por ele observada apresentou distúrbio de linguagem assimbólico durante a convalescença de um ataque. Ela era capaz de repetir algo que lhe fora proferido antes de o haver entendido.

O fenômeno da ecolalia, da repetição de perguntas, parece pertencer sob todas as circunstâncias ao distúrbio assimbólico. Em alguns desses casos, por exemplo, no caso de Skwortzoff[136] (Obs. x) e no de Fränkel[137] (em Ballet), a ecolalia se apresenta como um meio para conseguir estabelecer a dificultosa relação do som ouvido com as associações de objeto pelo fortalecimento dos sons de palavra. Esses enfermos não entendiam imediatamente a pergunta, mas somente entendiam-na e podiam respondê-la após terem-na repetido. Recordar-nos-emos aqui igualmente do posicionamento de Ch. Bastian, segundo o qual um centro de linguagem que estiver lesado em sua função perde primeiramente a capacidade de trabalhar a partir de um estímulo "espontâneo", enquanto pode manter-se capaz de realizar sua tarefa se sofrer uma excitação sensível, bem como através *A afasia* da associação com outros centros de linguagem. Todo *assimbólico-verbal mista.* estímulo "espontâneo" dos centros de linguagem passa, entretanto, pelo território das representações acústicas e consiste em uma estimulação destas, proveniente das associações de objeto.

Parece-nos, pois, que o surgimento de uma dita afasia sensória transcortical pode basear-se em uma lesão, mas ela é também, em todo o caso, funcionalmente favorecida. Ambos os aspectos agem aqui na mesma direção.

Mais frequente que a assimbolia pura é a afasia assimbólicoverbal mista, provocada pela lesão do elemento acústico da linguagem. Pelo fato de todas as outras associações verbais se conectarem à imagem de som, uma lesão um tanto extensa do território da linguagem nas proximidades do campo acústico terá como consequência tanto a ruptura das associações de palavra entre si quanto o distúrbio da associação de palavra com as associações de objeto. O quadro que daí resulta é o da afasia sensória de Wernicke, que também abrange distúrbios na compreensão da leitura, na fala e na repetição. O território de cuja lesão se trata é provavelmente tão grande que, em lesões menores, ora o distúrbio assimbólico, ora o distúrbio verbal se evidencia de forma pura. Um conhecimento anatômico mais acurado dos locais aos quais as diversas vias do campo acústico da linguagem chegam seria naturalmente imprescindível para todos os propósitos de uma localização mais exata. Tal conhecimento ainda não está disponível.

Podemos somente admitir que a direção de associação mais importante para a associação simbólica é a que vai de encontro ao campo cortical óptico, visto que dentre as associações de objeto são as imagens de lembrança ópticas as que comumente representam o papel principal. No caso de essas associações serem impossíveis, o campo da linguagem ainda pode receber impulsos do restante do córtex, a saber, das associações táteis, gustativas, dentre outras, e pode, assim mesmo,

A assim denomina-da afasia óptica. ser estimulado para a fala. Entendemos, assim, que em casos de afasia assimbólicoverbal com essas marcas o falar espontâneo não seja suspenso, mas apresente o caráter de empobrecimento nas partes do discurso com sentido estrito. Estas (substantivos, adjetivos) são proferidas em sua maioria em resposta a um estímulo óptico. Partindo do estímulo provindo das outras associações de objeto, que provavelmente entram em outras áreas do campo acústico, o campo da linguagem produz ainda uma linguagem mutilada, ou então ele transfere à via motora da linguagem todos os estímulos disponíveis que não necessitem de nenhuma associação de objeto estrita, como partículas, sílabas (jargão).

Recordamos que entre a terminação cortical (em todo o caso muito estendida) do nervo óptico e a terminação do nervo acústico passam não somente as vias associativas que conectam representação de palavra e representação de objeto, mas também a via que torna possível a compreensão das imagens visuais das letras. É, então, possível que, dada certa localização de uma lesão, seja desencadeado um distúrbio de leitura juntamente com um distúrbio de linguagem assimbólico, por causa da contiguidade anatômica, e a clínica nos mostra que uma combinação desse tipo, de alexia com assimbolia de maior ou menor grau, será observada no adoecimento do perímetro parietal do primeiro giro. Como já foi dito, a coocorrência de ambos os sintomas não é necessária. Lesões dessa região provocam, caso contrário, somente alexia como distúrbio puramente verbal; quando, além disso, surge assimbolia, lesões bilaterais do território cortical óptico devem estar necessariamente presentes. Nas proximidades do território acústico da linguagem surge a assimbolia em consequência de lesão unilateral (por causa da ligação do "centro de linguagem" com as radiações ópticas advindas de ambos os hemisférios). A combinação de assimbolia com surdez verbal ocorre, então, com mais facilidade do que a combinação de assimbolia com alexia; a primeira necessita somente de uma lesão unilateral na proximidade do campo cortical acústico, ao passo que a segunda necessita de uma lesão bilateral, que pode, contudo, além disso, estar afastada do campo cortical acústico.[138]

Reação do aparelho de linguagem a lesões centralmente localizadas.

C. S. Freund descreveu esse distúrbio de linguagem, que se encontra em discussão, como afasia óptica; entretanto, ao que me parece, ele não discerniu no bojo dessa discussão a parte da afasia agnóstica daquela da assimbólica.[139]

Com isso, parece, podemos seguir a influência do aspecto tópico da lesão sobre a sintomatologia dos distúrbios de linguagem. Descobrimos, em linhas gerais, que essa influência se torna efetiva quando duas condições são preenchidas: 1. quando a lesão encontra-se em um dos centros de linguagem, entendidos no nosso sentido (nas regiões extremas do campo de associação da linguagem), e 2. quando ela o torna completamente incapaz de realizar suas funções. O êxito da lesão se mostra, portanto, como a perda de um dos elementos que conjuntamente tomam parte nas associações da linguagem. Em todos os outros casos, far-se-ão notar ao lado do aspecto tópico fatores funcionais e, especialmente, devemos diferenciar qual das duas condições mencionadas restou insatisfeita. Se a lesão encontra-se notadamente em um dos pontos nodais do aparelho de linguagem, mas sem destruí-lo, esse elemento da associação da linguagem reagirá como um todo à lesão com uma modificação de suas condições de funcionamento. Tornam-se efetivas, então, as modificações propostas por Bastian. Se, por outro lado, a lesão se encontra em uma área central, mesmo tendo efeito destrutivo, ela somente poderá produzir tais reduções de função do modo com que eu as procuro aqui arrolar e do próprio modo com que elas resultam conforme à composição geral de um aparelho associativo. A extensão da lesão se limita, neste caso, não podendo entrar em contato, por nenhum lado, com um centro.[140]

Para a avaliação da função do aparelho de linguagem sob condições patológicas, partimos da frase de Hughlings Jackson segundo a qual todas essas formas de reação exprimem casos de *involução funcional* [*Dis-involution*][141] do aparelho altamente organizado e, assim sendo, correspondem a estados anteriores de seu desenvolvimento funcional.[142]

Sob todas as condições, um arranjo de associações mais elevado, desenvolvido posteriormente, será perdido, e um arranjo de associações mais simples, adquirido anteriormente, ficará preservado.

Sob esse ponto de vista explica-se um grande número de fenômenos da afasia. 1. Em primeiro lugar, a perda de novas aquisições linguísticas, como as superassociações, por causa de algum tipo de adoecimento do aparelho de linguagem, com a preservação da língua materna. Ademais, a natureza dos restos de linguagem na afasia motora, na qual tão frequentemente ficam preservados à disposição dos enfermos somente o *sim* e o *não*, além de outras palavras utilizadas desde o início do falar.

2. Outra constatação é a de que as associações *mais frequentemente exercitadas* resistem melhor à destruição. A isso se deve o fato de que pacientes com agrafia ainda conseguem escrever seus nomes, assim como muitas pessoas que não sabem escrever só conseguem escrever especificamente seus nomes. (Uma preservação da capacidade de dizer o nome próprio não ocorre, entretanto, na afasia motora, nem pode ser esperada, visto que proferimos muito raramente nosso nome próprio.) A influência da profissão pode, com base nessa constatação, mostrar-se bastante marcante; assim sendo, tomo de empréstimo a B. Hammond, por exemplo, a observação de um capitão de navio que, tendo se tornado afásico assimbólico, só podia indicar a todos os objetos com nomes de objetos náuticos. Funções da linguagem como um todo também se comportarão mais ou menos capazes de resistência no caso de lesões, em conformidade com essa constatação. A exemplo desse autor, tendo a relacionar o caso do advogado relatado por[143] Marcé, em cuja afasia o ato de escrever algo ouvido fora menos prejudicado, ao exercício destas

Aspectos funcionais que resultam da natureza de um aparelho associativo.

atividades na coleta de informações. O fato de alguns sintomas da afasia se configurarem em pessoas cultas de forma distinta do que ocorre em pessoas menos letradas é certamente de se esperar e deveria ser investigado em pormenores.

3. O fato de que o que foi associado *intensamente* adquirir uma força que prevalece à lesão, como resultado de um processo linguístico *raro*, foi mencionado anteriormente na alusão aos restos de linguagem, que, segundo Hughlings Jackson, são as últimas palavras proferidas antes do adoecimento.

4. Além disso, é digno de nota que as representações de palavra *associadas em sequências* serão mais bem preservadas do que as palavras que forem associadas isoladamente, e que as palavras ficam tão mais facilmente preservadas quanto *mais amplas* forem suas associações. A primeira consideração vale, por exemplo, para a sequência de números, a sequência dos dias da semana, dos meses, etc. O enfermo de Grashey não podia informar diretamente um número desejado, então, em auxílio próprio, ele usava o artifício de começar a contar desde o começo até que houvesse encontrado o tal número. Por vezes, toda a sequência de associação pode ser proferida de cor, mas não um único membro da respectiva sequência, fato para o qual Kussmaul, dentre outros, provê vastos exemplos. Ocorre, de fato, que pessoas incapazes de encontrar uma só palavra, podem, entretanto, cantar toda a letra de uma música.

5. Em casos de distúrbio da fala causados por assimbolia, vê-se com clareza que as palavras perdidas primeiramente são aquelas que têm o *significado mais estrito*, ou seja, que podem ser encontradas somente a partir de poucas e específicas associações de objeto. Nomes próprios

serão esquecidos em primeiro lugar mesmo nos casos de amnésia fisiológica, e, em casos de assimbolia, são acometidos a princípio os substantivos e, posteriormente, os adjetivos e verbos.[144]

6. As influências do cansaço em processos associativos mais prolongados, da duração reduzida das impressões do sentido e da atenção instável são aspectos que, na caracterização de um distúrbio da linguagem, são frequentemente levados em consideração de forma acentuada, mas que não necessitam de nenhuma comprovação especial.

A maioria dos aspectos aqui listados resulta das particularidades gerais de um aparelho preparado para a associação e tem validade de forma semelhante para as atividades de outros distritos do córtex sob condições patológicas. Talvez a contraparte mais notável da involução das organizações no distrito da linguagem seja fornecida pela perda da totalidade da memória, ou seja, a perda de todas as associações corticais até uma determinada época anterior, que tenha sido observada em consequência de um trauma da cabeça.

Já aludimos mais de uma vez aos três níveis de capacidade funcional reduzida, que Ch. Bastian postulou para os centros da linguagem. Podemos supor esses três níveis, mesmo prescindindo dos centros de linguagem em sentido fisiológico, na medida em que dissermos que o componente óptico, acústico e cinestésico do aparelho de linguagem seja ainda, sob tais ou tais condições, capaz de desempenhar suas funções. Assim, observamos que as modificações propostas por Bastian terão validade principalmente para lesões de natureza parcialmente destrutiva de nossos centros, pois se a lesão não atinge a todos os elementos linguísticos de uma mesma origem, como ocorre no caso de a lesão incidir sobre os pontos de união, a função do tecido nervoso intacto substituirá a função do tecido nervoso danificado e encobrirá o seu dano. Por trás de uma tal afirmação encontra-se naturalmente a ideia de que cada fibra nervosa isolada e cada célula nervosa isolada não são responsáveis por cada tarefa de associação da linguagem, mas que aqui existe uma relação muito mais complicada.

Modificações funcionais do elemento acústico.

As modificações propostas por Bastian apresentam também, em certo sentido, graus de *Dis-involution* ou involução funcional. Creio ser, entretanto, adequado aos nossos propósitos trazer separadamente ao debate as modificações para cada elemento da atividade de associação da linguagem.

1. *O elemento acústico* é o único que trabalha a partir de três modos diferentes de estímulo. O estímulo denominado por Bastian de *voluntário* consiste naquele provindo das associações de objeto, ou, expresso de uma maneira mais precisa, provindo de todas as outras atividades do córtex. Ele é, como vimos, aquele que falha mais facilmente no caso de dano do centro acústico, do que resulta um distúrbio assimbólico parcial. A expressão deste consiste no distúrbio da linguagem espontânea e da nomeação voluntária de objetos e, nos casos mais leves, na dificuldade de encontrar palavras de sentido estrito e pequena extensão de associações.

A atividade associativa do elemento acústico encontra-se no ponto nodal de toda a função de linguagem.[145] O exemplo de Grashey e o de Graves ilustram um caso de falha na produção da linguagem a partir de estímulo voluntário com a preservação da capacidade associativa com o elemento visual. Não posso encontrar exemplos em que o elemento acústico não realize mais associação, ao passo que ainda trabalhe a partir de estímulo direto; um tal estado coincide provavelmente com a completa incapacidade de desempenhar atividades, pois o trabalho do centro acústico consiste na associação, e não em uma transferência de estímulos a uma via que vai em direção à periferia. Por outro lado, pode ocorrer o caso em que o elemento acústico ainda possa produzir de fato associações verbais a partir de excitação periférica, mas não possa mais produzir associação simbólica. Esse distúrbio, por sua vez, seria esclarecido como assimbolia (a afasia sensória transcortical de Lichtheim). Temos a tendência de concluir a partir daí que esta forma de distúrbio de linguagem pode ser provocada tanto por uma lesão no próprio centro acústico, como por uma lesão afastada localizada entre o centro acústico e o território cortical óptico. No primeiro caso, o distúrbio teria fundamento funcional, no segundo, fundamento tópico.

A dificuldade de ouvir palavras.

A inexcitabilidade do elemento acústico, que se conhece como surdez verbal, deve ser sempre interpretada como sintoma tópico. Uma exceção parece ser válida para aqueles casos bastante obscuros que encontrei mencionados apenas por Arnaud[146] e que denomino de *dificuldade de ouvir palavras* [*Wortschwerhörigkeit*]. Sua interpretação deve partir do fato de que eles sempre apontam a um alto grau de dificuldade de audição ordinária e bilateral. Esses enfermos falam de forma totalmente correta, compreendem, entretanto, apenas com muito esforço e se o que lhes é dito o for de forma lenta e com uma articulação clara. Pelo fato, pois, de eles apresentarem uma compreensão da linguagem, indiscutível e sem lacunas, deve-se desconsiderar a possibilidade de uma lesão central no território acústico da linguagem. A diferença no comportamento desses enfermos em relação às pessoas com dificuldade comum de audição está somente no fato de estas compreenderem imediatamente ao ouvir, ou seja, associarem, enquanto naqueles a compreensão da linguagem somente começa quando o estímulo periférico tiver ultrapassado certos limiares.

Ao que nos parece, não temos de pensar a compreensão da palavra, ocorrida a partir de estimulação periférica, como mera transmissão dos elementos acústicos àqueles das associações de objeto; ao contrário, nos casos de escuta em que se compreende completamente aquilo que foi dito, a atividade de associação verbal [*Verbalassoziationstätigkeit*] deveria ser excitada simultaneamente pelos elementos acústicos, de modo que repetimos internamente em certa medida aquilo que foi ouvido e, então, apoiamos a compreensão simultaneamente em nossas sensações de inervação da fala [*Sprachinnervationsgefühle*]. Um mais alto grau de atenção na escuta estará ligado a uma transferência mais acentuada daquilo ouvido à via motora da linguagem. Pode-se imaginar que entra em cena a *ecolalia*, então, quando um obstáculo se opõe à condução da associação rumo às associações de objeto, caso em que a totalidade da excitação se manifesta na repetição mais forte, ou seja, na repetição em voz alta.

Modificações do elemento visual.

2. O elemento *visual* não está em ligação direta com as associações de objeto (nossos símbolos escritos não são símbolos diretos de conceitos, como os de outros povos, mas sim de sons); no que tange a ele, portanto, suprime-se a importância do estímulo voluntário. Na maioria das vezes ele se põe em atividade a partir de estímulo periférico, e o caso de ele ser demandado meramente de

forma associativa ocorre na escrita espontânea. Somente o não reconhecimento das letras pode ser levado em consideração como expressão do dano do elemento visual da linguagem, posto que o "ler" é uma função muito mais complicada, que pode ser prejudicada por uma vasta e diversa gama de lesões. Aqui parece, então, ocorrer o caso anormal em que um elemento não pode mais ser estimulado perifericamente, mas ainda pode ser estimulado por associações. Há, a saber, casos em que imagens de letra não são reconhecidas, e, ao mesmo tempo, ainda se pode escrever corretamente. Wernicke chama tais casos de *alexia subcortical* e os esclarece com base na localização, através de aspectos tópicos da lesão. Ele diferencia três distúrbios do ler, nos quais o seu conceito de palavra *(C)* fica intacto (Fig. 10). 1. A alexia cortical: caracterizada pela suspensão das capacidades de ler e escrever. 2. A alexia subcortical: capacidade de ler suspensa e capacidade de escrever sem qualquer distúrbio, com exceção da escrita a partir de um modelo. 3. Alexia transcortical: capacidade de ler suspensa e capacidade de escrever suspensa, a não ser para a cópia mecânica de algo impresso ou escrito.

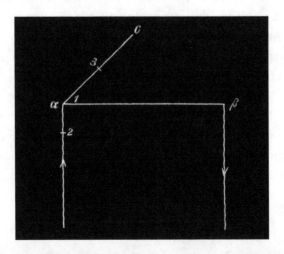

Figura 10 - O esquema de Wernicke para os distúrbios de leitura. (Die neueren Arbeiten über Aphasie. *Fortschritte der Medicin*, 1886, p. 464[147].) α, a imagem óptica da escrita, β, o centro motor dos movimentos de escrita, c = a + b, o conceito de palavra.

A objeção ao esquema para os distúrbios da leitura das letras é simples. Se, na alexia subcortical, a ruptura se localiza na via periférica que leva até α, então nenhuma impressão da letra mostrada chega até o córtex; ela, por conseguinte, não será vista e, assim sendo, também não poderá ser copiada. Haveria necessidade, pois, de que cada uma dessas letras fosse vista por duas vias, das quais uma a conceberia como objeto visual comum, e a outra, como símbolo linguístico. Com relação à denominada surdez verbal subcortical, essa objeção não pôde ser feita, pois a palavra que não foi ouvida tampouco será repetida. Já que a letra que não foi reconhecida pode, contudo, ser copiada, fica excluída a suposição de que, em função de uma lesão antes de α, a letra não seja reconhecida; não se trata de um distúrbio da percepção, mas de um distúrbio da associação. Wernicke diferencia, em todo o caso, *copiar* [*Copieren*] de *reproduzir* [*Nachzeichen*] para a salvação de sua tentativa de explicação. Entretanto, creio que, para ambas as atividades motoras, a ruptura antes de α apresenta um obstáculo, se nós de fato não supusermos que uma imagem de letra chegue ao cérebro por duas vias periféricas distintas, como objeto comum e como objeto para a linguagem.[148]

A assim denominada alexia subcortical.

A explicação da alexia subcortical.

O copiar diferencia-se do reproduzir somente de forma gradual, pela maior facilidade que a compreensão do modelo a ser copiado traz consigo; a não ser por essa ressalva, trata-se da mesma atividade que se realiza pela mesma via. Cada um de nós, para reproduzir símbolos que nos sejam incompreensíveis, necessita de um grande nível de atenção, o que, para os pacientes afásicos em geral dificilmente será possível. Ou então, por outro lado, o copiar consiste em uma transposição das imagens impressas das letras em imagens escritas. Essa transposição se explica pelo fato de que aprendemos a ler tanto a escrita impressa quanto a escrita cursiva, mas não aprendemos a escrever a escrita impressa, e ela se demonstra independente da compreensão daquilo lido. Um pequeno paciente de Bernard (1885, Obs. V) despertou a atenção pela facilidade e pela segurança com as quais ele realizava essa transposição ao copiar, sem poder ler minimamente aquilo que copiava.

Creio dever necessariamente buscar a explicação para a denominada alexia subcortical em outro local. Recebemos, durante as atividades de escrever e de falar, sensações cinestésicas dos movimentos que os respectivos músculos realizam. As sensações cinestésicas da mão são mais claras e intensas que as da musculatura fonadora, seja porque costumeiramente atribuímos a essas sensações da mão um grande valor também por outras funções, seja porque elas estejam ainda conectadas a impressões visuais. Nós nos vemos, portanto, escrever, mas não nos vemos falar. Somos, pois, capazes de escrever partindo diretamente das imagens de som com ajuda das sensações cinestésicas, prescindindo do elemento visual.

Na alexia subcortical, podemos supor que haja uma lesão extrema no campo da linguagem, visto que ela vem tão frequentemente associada à hemianopsia. Toda a parte motora do aparelho pode, então, nos casos de alexia subcortical, estar intacta, e o escrever pode ser possível pelo caminho direto a partir das imagens de som. Em alguns desses casos de alexia subcortical, como

Distúrbios de leitura.

foi mencionado a pouco, lê-se escrevendo; as imagens de letra incapazes de associação direta com o elemento acústico serão trazidas a essa associação pelas sensações cinestésicas despertadas durante a atividade de copiar e, consequentemente, serão compreendidas.

Quase todos os autores que apresentam exemplos de distúrbios de leitura e de escrita em casos de afasia mista admitem que neles o distúrbio de escrita segue antes o mesmo compasso que o distúrbio motor de linguagem do que o do distúrbio de leitura. Isso seria impossível se a atividade de escrever, em pessoas mais experimentadas, não se tivesse desenvolvido independentemente das imagens de letra. Creio, e a própria auto-observação mostra, que, ao escrever espontaneamente, não nos apoiamos no elemento visual, excetuando os casos de palavras estrangeiras, nomes próprios e palavras que aprendemos somente pela leitura.[149]

O distúrbio no reconhecimento das letras traz também consigo, naturalmente, a incapacidade de ler. Não obstante, o distúrbio de leitura pode estar presente, mesmo no caso de preservação da faculdade de reconhecer as letras, e isso se dá por causa de lesões e estados muito diversificados, como se tornará facilmente compreensível a partir das considerações feitas anteriormente sobre os intricados processos associativos durante o ato de leitura. O distúrbio de leitura pode ser mera consequência de uma leve exaustão da função visual, sem que exista aí afasia motora ou distúrbio de associação acústica (por exemplo, um caso de Bertholle citado por Bernard; a dita *dislexia de* Berlin).[150] Pode-se reconhecer esse caso pelo fato de que uma tentativa de soletrar bem-sucedida por pouco tempo precede a incapacidade de ler, e o caso

O elemen-to motor de asso-ciação da linguagem.

será interpretado no sentido de que o elemento visual prejudicado ainda é capaz de realizar a atividade mais simples, ou seja, associar uma vez as imagens visuais ao elemento acústico ou cinestésico, mas não pode realizar várias vezes a repetição e a ordenação correta dessas atividades – que devem ainda transcorrer com certa rapidez para que conduzam à leitura efetiva. Esse é um caso de perda da atividade mais complicada com a preservação da mais simples.

O distúrbio de leitura pode ser resultado de um dano tanto do elemento motor da linguagem quanto, em outras vezes, do elemento acústico da linguagem; assim sendo, fica excluída, naturalmente, a importância diagnóstica do dano. Creio que se pode afirmar de forma geral que a afasia motora suspende tanto a compreensão da leitura quanto a assim chamada leitura mecânica, uma vez que a compreensão da leitura só se dá após a transferência do estímulo vindo dos elementos visuais para os elementos motores pela associação destes com os elementos acústicos. Por outro lado, no caso de lesão acústica, bem como no de assimbolia, a leitura puramente mecânica pode ficar preservada. De resto, a explicação dos distúrbios de leitura, sobre a qual não pretendo entrar em pormenores, apresenta algumas dificuldades que não podem ser resolvidas nem simplesmente lançando mão de aspectos tópicos, nem por meio da suposição de modificações funcionais conhecidas. Em casos complexos, estas ou aquelas partes da função permanecem preservadas, provavelmente dependendo do maior número de elementos, que servem à associação em uma determinada direção, que, aqui ou ali, continuaram capazes de desenvolver suas atividades.

3. *O elemento motor* (imagem de inervação e de movimento) oferece poucas dificuldades à nossa consideração. Supomos que para esse elemento, o estímulo espontâneo e o associativo coincidem, pois, no falar espontâneo, a fala acontece passando pelas imagens de som. O assim denominado estímulo periférico é, igualmente, uma associação, visto que sucede seja (na repetição) a partir dos elementos acústicos, seja (na leitura em voz alta) a partir dos elementos visuais. Parece acontecer o caso em que este estímulo, visual, ocorra, ao passo que aquele, acústico, falhe e vice-versa. No que tange a assim denominada afasia motora transcortical, conhecemos o caso em que o elemento motor ainda é capaz de realizar suas atividades a partir de estímulo periférico-associativo, enquanto falha se estimulado de forma proposital-associativa.

Problemas na afasia motora.

Além disso, a concepção da mais antiga e mais bem conhecida forma de distúrbio de linguagem, a afasia motora, oferece mais dificuldades do que se deveria esperar. Há pouco aludimos à incerteza, a saber, se, no caso de afasia motora, a atividade de associação simbólica (despertar voluntariamente as imagens de som) permanece de fato livre de dano. A comprovação do contrário mostraria que o desligamento do elemento motor exerce a mesma influência debilitante sobre a função do elemento acústico, tal qual a influência, há muito tempo conhecida, exercida em direção contrária. Ademais, restam inexplicados os casos de afasia motora com cegueira de letra, a que não se pode, de forma alguma, referir como se tratando de uma coocorrência ao acaso.[151] Finalmente, espera-se um esclarecimento satisfatório para o fato de os casos de perda total da linguagem motora serem tão frequentes, ao passo que aqueles de redução do vocabulário pela metade ou a um terço quase nunca ocorrem. Os casos do último tipo, após uma análise mais exata, demonstram-se invariavelmente como casos de afasia sensória. Parece que, tão logo uma lesão seja capaz de perturbar a realização das atividades motoras da linguagem, esta lesão, na maioria das vezes, a aniquila totalmente (até aos conhecidos escassos restos de linguagem [*Sprachreste*]).

Não há aqui, por assim dizer, nenhuma paresia, mas somente uma paralisia. Do mesmo modo, a incapacidade de melhora da maioria dos casos de afasia motora merece atenção. Esta se opõe da forma mais contrastante ao restabelecimento súbito e completo da linguagem em outros casos. É óbvio que o mutismo nos primeiros dias após o adoecimento não possui de forma alguma uma importância diagnóstica. Uma tal ausência de linguagem pode suceder, onde quer que esteja a lesão, e se entende como o abalo do aparelho, que até então estava acostumado a trabalhar dispondo de todos os seus recursos.

A perspectiva de Charcot sobre a variabilidade individual na associação da linguagem.

4. Não tenho a intenção de adentrar uma discussão semelhante no que tange ao elemento *quiromotor*. Algumas observações importantes para ele foram trazidas à tona na discussão sobre a atividade visual da linguagem.

Por outro lado, devo considerar uma interessante e importante perspectiva, cuja introdução na doutrina sobre as afasias devemos a Charcot,[152] pois sua suposição nos impeliria a limitar ainda em mais alta medida nossos esforços explicativos. Partimos do pressuposto de que, a despeito da possibilidade de associação em todas as direções entre os elementos da função da linguagem, o que ocorre, entretanto, é que, na atividade funcional, certas direções de associação são privilegiadas, de forma que a patologia dos distúrbios de linguagem não tem de contar com toda a possível gama de associações entre os elementos da linguagem, mas somente com um determinado número delas.

Ademais, supomos que estas são direções de associação que interessam na aprendizagem de atividades de linguagem. Segundo a concepção de Charcot, não existe um tal destaque geralmente aceito de direções específicas de associação separadas; todas as conexões entre os elementos da linguagem aparecem, a princípio, igualmente adequadas às funções, e é deixado a cargo do exercício individual ou da organização individual fazer deste ou daquele dentre os elementos da linguagem o ponto nevrálgico, ou o ponto nodal para os outros elementos. Consequentemente, uma pessoa falaria, escreveria ou leria predominantemente ou exclusivamente com a ajuda de seus elementos sensíveis cinestésicos, enquanto outra pessoa se serviria dos elementos visuais para os mesmos fins, e assim por diante. Uma dependência contínua da atividade de associação da linguagem com relação à participação do elemento acústico não seria mais necessária.

Vê-se facilmente, como, partindo do pressuposto de uma tal relação, os distúrbios da linguagem teriam de se configurar diferentemente diante das mesmas lesões. Um *falante motor* poderia assim aturar um dano dos elementos acústicos e visuais quase sem efeitos perceptíveis; um dano do elemento motor o privaria de quase todas as atividades de linguagem, não somente das atividades motoras. Um *falante visual*, por causa de uma lesão do elemento visual, se tornaria não somente cego para letras, mas também não poderia mais se servir do aparelho de fala como um todo, ou, no máximo, poderia servir-se dele somente da forma mais precária possível. O diagnóstico da afasia incorreria nos erros mais crassos se quisesse tirar uma conclusão sobre a localização e a extensão da lesão a partir da falha de uma função, sem que antes tivesse o conhecimento comprovado da preferência individual por um único dentre os elementos. Esse conhecimento só poderia ser adquirido nos mais raros casos.

Não há, até o momento, quem tenha almejado rejeitar totalmente a aludida perspectiva de Charcot. Entretanto, ainda se encontra em aberto a extensão de sua importância à doutrina dos distúrbios de linguagem. Reivindicações extremas, como, por exemplo, as que foram feitas por Stricker,[153] de que o elemento motor tivesse valor proeminente para o falar, foram recusadas por Ch. Bastian com a seguinte observação: ele espera, primeiro, até que um caso em que uma pessoa tenha se tornado surda para palavras após a destruição da área de Broca lhe seja apresentada. Creio que a patologia dos distúrbios de linguagem, até o presente momento, não encontrou motivo algum para conceder à conjectura de Charcot uma grande importância no que tange ao *fenômeno rudimentar* da falha de função. Não se pode, tampouco, excluir a possibilidade de que exista uma tal preferência por um ou outro dos elementos de associação da linguagem pautada pelo hábito enquanto o aparelho dispuser de todos os seus recursos, mas não se pode excluir a possibilidade de que, em casos de adoecimento, em casos de diminuição geral da atividade de associação, reapareça a importância das direções de associação originalmente exercidas. Entretanto, seria certamente injustificado esquecer-se totalmente da ideia de Charcot e deixar-se induzir a uma rigidez *Resumo.* esquemática na interpretação dos distúrbios de linguagem. Hughlings Jackson diz que: *"Different amounts of nervous arrangements in different positions are destroyed with different rapidity in different person*s".[154]

Podemos agora fazer uma estimativa do caminho que percorremos neste tratado: partimos da descoberta

de Broca, que, pela primeira vez, ligou uma forma determinada de distúrbio de linguagem, a afasia motora (a
que ele denominou *afemia* [*Aphemie*]), à lesão de uma área
determinada do córtex cerebral. Na medida em que Wernicke repetiu esse feito para uma segunda forma de afasia,
estava aberto o caminho para explicar diferentes distúrbios
de linguagem lançando mão de diferentes localizações da
lesão. Wernicke distinguiu com toda a exatidão centros e
vias de condução da linguagem e caracterizou os centros
como locais de armazenamento de imagens de lembrança,
e postulou, ao lado das duas aludidas formas principais,
uma afasia de condução. Na medida em que Lichtheim,
então, tomou em consideração as prováveis ligações dos
centros de linguagem com o restante do córtex cerebral, ele aumentou o número das afasias de condução e
procurou esclarecer uma grande variedade de formas de
distúrbio de linguagem como sendo afasias subcorticais
e transcorticais. Assim sendo, estava dada uma oposição
entre afasias de centro e afasias de condução como chave
para a compreensão dos distúrbios da linguagem. Por outro
lado, na explicação das *amnésias*, Grashey abandonou o
fundamento da explicação através da localização e, em uma
Resumo. análise perspicaz, fez remontar uma classe de distúrbios
da linguagem à modificação de uma constante funcional no aparelho de linguagem. Com isso, separaram-se
os distúrbios de linguagem em duas classes, as afasias,
provocadas por lesão localizada, e as amnésias, provocadas
por modificação funcional não localizada.

Partimos da intenção de investigar se a localização
poderia realmente dar uma contribuição tão grande para
o esclarecimento dos distúrbios de linguagem, intenção
em que estava incluída a pergunta sobre haver justificativa
para discernir centros de vias da linguagem, bem como

os distúrbios de linguagem a eles correspondentes. Analisamos, primeiramente, a afasia de condução de Wernicke e encontramos que ela, segundo o próprio esquema de Wernicke, deveria ter outras características diferentes das que ele a atribui; eis que tais características, a propósito, provavelmente nunca se encontrarão concretizadas. Então, voltamo-nos a uma afasia de condução de Lichtheim, a assim denominada afasia motora transcortical, e, embasados por vários resultados de autópsia, estabelecemos que esta está fundada em uma lesão dos próprios centros (motor ou sensório), e não de uma via de condução, já que, de fato, a via por cuja lesão Lichtheim explica essa forma provavelmente nem sequer existe. No percurso do trabalho, então, investigamos ainda outras afasias sub- e transcorticais e constatamos sempre que se tratavam de lesões do próprio córtex. Somente à afasia sensória transcortical, sob o nome de *assimbolia*, tivemos de conceder uma localização específica. Um caso de Heubner forneceu às nossas reflexões um suporte insubstituível. Precisávamos, contudo, de uma explicação para o fato de lesões no mesmo local (localizadas somente no próprio córtex cerebral) produzirem quadros clínicos tão diversos, e buscamos a explicação na suposição de que os assim chamados centros de linguagem reagem a lesões parcialmente destrutivas como um todo com uma modificação funcional. Os modos dessa modificação funcional tomamos de empréstimo a *Resultados.* Ch. Bastian, que reconhece três estados patológicos de um centro: 1. sua inexcitabilidade por estímulo voluntário com a preservação da excitabilidade pelo caminho associativo e por excitação sensível; 2. sua inexcitabilidade a não ser por excitação sensível; 3. sua completa inexcitabilidade.

Assim sendo, enquanto lançávamos mão de aspectos funcionais para o esclarecimento das denominadas afasias de condução, tivemos de objetar ao fato de que Grashey teria sido bem-sucedido em esclarecer um caso de amnésia somente pela modificação funcional. Comprovamos também, neste caso, a interveniência do aspecto tópico da lesão e esclarecemos o caso de Grashey com o auxílio de uma das modificações propostas por Bastian.

Com isso, rejeitáramos a diferenciação entre afasia de centro e afasia de condução, bem como a distinção entre afasias e amnésias. Restava-nos, pois, a tarefa de obter uma outra ideia para a estrutura do aparelho de linguagem e determinar de que modo os aspectos tópicos e funcionais se tornam efetivos em casos de distúrbios desse aparelho.

Rejeitamos na sequência, após um desvio crítico pela doutrina de Meynert sobre a estrutura do cérebro e sobre a localização das representações no córtex, as suposições de que se esteja justificado em situar as imagens de lembrança com as quais a função da linguagem trabalha em outro lugar diferente do local do processo por meio do qual elas são associadas, de que a associação seja feita por feixes subcorticais de substância branca e de que os centros delimitados de linguagem sejam separados por um território sem função, que aguarda a ocupação [*Besetzung*] por novas aquisições linguísticas. Contribuiu para nossa ideia sobre a estrutura do aparelho de linguagem a percepção de que os assim chamados centros de linguagem deparam-se, rumo ao exterior (em direção à periferia), com outros centros do córtex que são importantes para a função da linguagem, ao passo que, rumo ao interior (em direção ao centro), eles circunscrevem um território não coberto pela localização, que, provavelmente, é também campo da linguagem. O aparelho de linguagem se nos descortina, pois, como um pedaço interligado de território do córtex no hemisfério esquerdo, entre as terminações corticais dos nervos acústico e óptico e entre as fibras motoras da fala e *Resultados.* do braço. Os pedaços do campo de linguagem contíguos a esses campos do córtex adquirem – em fronteiras necessariamente indeterminadas – o significado de centros de linguagem no sentido da patologia anatômica, não no sentido da função, pois a lesão de um deles exclui um dos elementos de associação da linguagem de sua conexão com os outros, o que não mais sucede com uma lesão localizada centralmente no campo da linguagem. Acrescentamos a suposição de que esse campo de linguagem também se une, por meio de fibras de substância branca, vindas da grande comissura cerebral, aos campos do córtex do hemisfério direito e que essas ligações se propagam igualmente às partes periféricas do campo da linguagem (os centros de linguagem!). Dentro desse campo de linguagem, reconhecemos *somente afasias de condução* – afasias provocadas por interrupções de associação –, e não concedemos à lesão subcortical nenhuma a propriedade de causar afasia, posto que o campo da linguagem possui somente *uma* via própria rumo à periferia, ou seja, o feixe que passa pelo joelho da cápsula interna e cuja lesão se mostra como anartria.

Ao considerarmos o efeito de lesões sobre esse aparelho, vimos que elas podem provocar três tipos de afasia: 1. afasia verbal pura, 2. afasia assimbólica e 3. afasia agnóstica. A descoberta deste último foi uma exigência necessária de nossa teoria, segundo a qual a destruição simultânea dos campos corticais direito e esquerdo para um dos elementos envolvidos na associação da linguagem deveria necessariamente ter a mesma consequência que a destruição unilateral de um ponto nodal para esse elemento.

Do ponto de vista psicológico, reconhecemos a palavra como um complexo de representações que, em sua extremidade sensível (a partir da imagem de som), liga-se ao complexo de representações de objeto. Descrevemos a afasia verbal como um distúrbio interior ao complexo da palavra, a afasia assimbólica como uma dissociação deste em relação às associações de objeto, e a afasia agnóstica como um distúrbio puramente funcional do aparelho de linguagem.

Considera-
ção final.

Finalmente, o que resultou determinante para compreender o efeito de lesões sobre o aparelho de linguagem assim erigido foi o seguinte: trata-se de saber se a lesão é total ou parcialmente destrutiva e se está situada no centro ou na periferia do campo de linguagem. Se ela estiver na periferia do campo de linguagem (ou seja, em um dos ditos centros da linguagem), ela age de forma tópica; de acordo com o grau de destruição que ela exerce, totalmente destrutiva ou somente parcialmente destrutiva, ela provoca somente uma falha de um dos elementos da associação da linguagem, ou, então, ela impele esse elemento a um outro estado funcional, como está descrito pelas modificações de Bastian. Se a lesão se situa em uma posição central no campo da linguagem, então a totalidade do aparelho de linguagem sofre distúrbios de função, que derivam de sua natureza de mecanismo de associação e cuja enumeração tentamos realizar.

Bem sei que as discussões precedentes não podem ter deixado uma impressão satisfatória no leitor. Tentei abalar uma teoria dos distúrbios de linguagem cômoda e atraente e, se tiver sido bem-sucedido, tentei poder trazer ao vazio deixado algo menos claro e menos completo. Espero apenas que a concepção que advoguei seja mais adequada às reais circunstâncias e que melhor clarifique as dificuldades existentes. A tais problemas claramente descritos liga-se, certamente, o esclarecimento posterior de um tema científico. Gostaria mais uma vez de expressar, em breves palavras, o cerne de meu pensamento: os autores que escreveram anteriormente sobre as afasias, que conheciam somente *uma* área no córtex cerebral especificamente relacionada ao distúrbio de linguagem, viram-se impelidos por essa incompletude de seu conhecimento a buscar a explicação para a multiplicidade de distúrbios de linguagem nas particularidades funcionais do aparelho de linguagem. Após Wernicke ter descoberto a relação entre a área que leva seu nome e a afasia sensória, surgiu como consequência necessária a esperança de compreender essa multiplicidade exclusivamente a partir das circunstâncias da localização.[155] Parece-nos, pois, que até então a importância do aspecto da localização para a afasia tenha sido superestimada e que nos portaremos de forma correta ao nos preocuparmos novamente com as condições de funcionamento do aparelho de linguagem.

NOTAS

1 BROCA, P. *Sur le siège de la faculté du langage articulé avec deux observations d'aphémie* (perte de la parole), 1861.

2 N.T.: No original em francês: *"Société anatomique von Paris"*.

3 N.T.: O substantivo feminino *Sprache* em alemão recobre uma gama de significados que se poderiam traduzir em português por linguagem, língua, idioma, fala, voz, etc. Refere-se à capacidade humana da fala como possibilidade de expressão; aproxima-se, pois, ao falar, à voz, ao discurso e seus vários registros; refere-se igualmente à língua como sistema composto por signos e regras surgidos historicamente e em constante desenvolvimento; abarca ainda a noção complexa de linguagem em suas várias nuances. Trata-se, pois, de um termo polissêmico e de tradução variável de acordo com o contexto em que se insere.

4 WERNICKE, C. *Der aphasische Symptomencomplex.* Breslau, 1874.

5 N.T.: Theodor Meynert (1833-1892) foi um proeminente pesquisador da Psiquiatria e da Neuroanatomia, exercendo grande influência sobre seus contemporâneos. Foi professor de Freud na Universidade de Viena, recebendo-o como estagiário em seu laboratório. Entre o mestre e o pupilo, desenvolveu-se uma significativa oposição no plano científico, da qual este estudo crítico fornece apenas uma pequena amostra.

6 N.T.: Surdez verbal, *Worttaubheit* no original, designa a incapacidade de compreender a linguagem falada.

7 N.T.: Em latim no original.

8 N.T.: Entre aspas no original. De acordo com informações colhidas junto ao Instituto Butantã, *Kreuzspinne* (ingl. *cross spider*) é uma espécie de aracnídeo que tem o desenho de uma cruz branca nas costas e cuja teia concêntrica sugere a imagem do encontro e do entrelaçamento de fibras que Wernicke quer ilustrar com a metáfora.

9 N.T.: *radiär* é o adjetivo usado por Freud no original. Não coincide com o termo *Projektion* que aparece pela primeira vez nesta monografia com um sentido neurofisiológico diferente do que ele viria a adquirir na teorização psicanalítica posterior.

10 LICHTHEIM, L. Ueber Aphasie. *Deutsch. Arch. f. klin. Med.* v. 36 [1885b] – On Aphasia. *Brain*, jan. 1885. Nota do Editor: [a].

11 WERNICKE, Die neueren Arbeiten über Aphasie. *Fortschritte d. Medicin* 1885, p. 824; 1886, p. 371, 463.

12 N.T.: A seta do lado motor aponta (corretamente), no original de Lichtheim, de *M* para *m* (cf. FREUD, 1992, p. 47). [Esta e as próximas menções entre parênteses a "FREUD, 1992", seguidas de indicação de página, dizem respeito a algumas importantes referências feitas às

notas do editor e da revisora da edição crítica alemã deste mesmo livro: FREUD, S. *Zur Auffassung der Aphasien – Eine kritische Studie*. Com notas de Paul Vogel (ed.) e Ingeborg Meyer-Palmedo (rev.). Prefácio de Wolfgang Leuschner. Frankfurt am Main: Fischer Verlag, 1992.]

[13] N.T.: *nachträglich*: poderia ser vertido simplesmente por "posterior-mente", mas essa noção de *a posteriori*, ou *só depois*, é uma noção cara à Psicanálise. Então, como o mesmo termo é usado ao longo da obra psicanalítica, julgo interessante fazê-lo remontar a este texto.

[14] KAHLER. Casuistische Beiträge zur Lehre von der Aphasie. *Prager med. W.*, n. 16 e 17, 1885.

[15] EISENLOHR, C. Beiträge zur Lehre von der Aphasie. *Deutsche med. W.*, n. 36, 1889. N.T.: Eisenlohr, Contribuições à Doutrina das Afasias. Cf. comentário de Freud sobre seus estudos sob a supervisão de Carl Eisenlohr em Hamburgo, onde ele, em 1885, pôde investigar uma extensa série de doentes dos nervos (*in* FREUD, 1992, p. 49).

[16] N.T.: Aspas no original.

[17] JACKSON, H. On Affections of Speech from Diseases of the Brain. *Brain* 1 e 2, 1878-1980. N.T.: Jackson descreve essas ocorrências com os conceitos: *recurring utterance*, ou *occasional utterances* em 1878-1879, p. 312, 317 e 320, e em 1879-1880, p. 205 e segs., 215 e segs., 323 e segs. Também em 1884, p. 556 e 592 (*in* FREUD, 1992, p. 50).

[18] BASTIAN, C. On Different Kinds of Aphasia. *British Medical Journal*, 29 out./5 nov. 1887. – Brain as an organ of Mind. *Internat. Wissensch. Bibliothek*. n. 52 e 53, 1880. (Também em alemão e francês.)

[19] MEYNERT, T. H. Oest. *Zeitsch. F. prakt.* Heilkunde, n. 13.

[20] DE BOYER, H. C. *Etudes cliniques sur les lésions corticales*. Paris, 1879.

[21] No seu trabalho primeiramente mencionado.

[22] BERNARD, D. *De l'aphasie et de ses diverses formes*. Paris, 1885.

[23] NAUNYN, B. Ueber die Localisation der Gehirnkrankheiten. *Correferat in den Verhandlungen des VI.* Congress für innere Medicin zu Wiesbaden, 1887.

[24] Ch. Bastian (*On Different Kinds of Aphasia*, 1887) está inclinado a esclarecer a coocorrência, primeiramente descrita por Grasset, de afasia e hemianestesia por meio da vizinhança na qual se encontram as comissuras que se estendem através da ínsula entre as áreas de Broca e Wernicke até o terço posterior (sensível) do lado posterior da cápsula interna.

[25] N.T.: A esse respeito, ver a indicação de Freud, na *Psicopatologia da vida cotidiana*, segundo a qual: "O lapso observado em pessoas normais

dá a impressão de ser o primeiro grau da assim chamada 'parafasia' que ocorre sob condições patológicas" (FREUD, 1901b, p. 61, in FREUD, 1992, p. 52).

26 STARR, A. The Pathology of Sensory Aphasia, with an Analysis of Fifty Cases, in which Broca's Center was not Diseased. *Brain*, n. 12. 1889.

27 Ou *A-M* de acordo com a Fig. 3.

28 DE WATTEVILLE. Note sur la cécité verbale. *Progrès médical*. 21 mar. 1885. N.T.: No original, p. 227 e segs., diz o texto traduzido por Freud: "*Or nous sommes arrivés, d'une part, à la conception que ces centres sont des points d'emmagasinement de mémoires diverses, motrices ou sensitives; d'autre part nous devons admettre comme substratum physiologique de l'âme, non l'action de telle ou telle portion du cerveau, mais une résultante de processus à siège beaucoup plus étendu. Il résulte de ces données que l'effet psychique de lésions dont les manifestations extérieures n'offrent pas de notables différences doit cependant être variable. Prenons, par exemple, deux cas d'aphasie motrice, l'un causé par la destruction du centre même de Broca, l'autre par une interruption du faisceau efférent de ce centre. Dans le premier cas le malade aura perdu l'usage de la représentation motrice des mots, dans le second il l'aura conservée. On a souvent discuté l'effet de l'aphasie sur l'intelligence, et des opinions diverses ont été émises, appuyées par des observations bien faites. Ne trouverions-nous pas là la solution de cette contradiction apparente? [...] Il nous semble donc que lorsque la lésion est centrale le malade doit, nécessairement, subir une dégradation de ses facultés intellectuelles; tandis que là où elle est commissurale ces dernières peuvent être conservées.*" (in FREUD, 1992, p. 57).

29 N.T.: Aqui constatamos um primeiro uso de *Seele* [alma], substantivo feminino, sinônimo nos textos freudianos de *Psyche* ou *das Psychische* [psique, o Psíquico], neste caso com função atributiva no composto *Seelentätigkeit*. Também encontramos frequentemente em Freud o adjetivo *seelische* [anímico]. Ambos os termos *Seele* e *seelisch* foram vertidos na tradução inglesa de Strachey por *mind* e *mental* [mente e mental], perdendo sua atmosfera inicial e aproximando-se supostamente de um universo mais "científico". Para dar-se conta do distanciamento do texto freudiano propriamente, e das tonalidades e matizes que dele se depreendem, provocado por esse tipo de escolha tradutória, sugiro a leitura de BETTELHEIM, B. *Freud e a alma humana*. Tradução de Álvaro Cabral. São Paulo: Cultrix, 1982.

30 N.T.: Aspas no original.

31 N.T.: *Übertragung*: uso do termo consagrado com outro significado, distinto do significado do conceito psicanalítico.

32 WYSMAN. Aphasie und verwandte Zustände. *Deutsch Arch. f. klin. Med*, v. 47 [1891].

33 N.T.: Itálico no original.

[34] N.T.: Itálico no original.

[35] KUSSMAUL, A. *Die Störungen der Sprache*, 1877.

[36] GRASHEY, H. Ueber Aphasie und ihre Beziehungen zur Wahrnehmung. *Archiv f. Psychiatrie*, n 16, 1885.

[37] DELBRÜCK, B. Amnestische Aphasie. *Jena'sche Zeitschr. F. Naturw*, v. 20, n. 2, 1886.

[38] N.T.: Na tradução as semelhanças sonoras e gráficas presentes no alemão se perdem; para recuperá-las seria necessário criar novos pares.

[39] N.T.: Em inglês e francês no original.

[40] N.T.: Em alemão: *Kauderwelsch*, miscelânea.

[41] Cf. ROSS, J. *On Aphasia*. London 1887 (bem como *Manchester Medical Chronicle*).

[42] N.T.: Aspas no original.

[43] N.T.: É um trecho difícil por se tratar da fala de um paciente afásico. "*Da lasse ich mir viel viel Mal alles Mögliche, was Sie nur haben gesehen. Ich danke halt will viel liebes Mal, daß Sie mir alles gesagt. Na, da danke ich vielmal, daß Sie sind so gut gewesen, daß Sie sind so gütig gewesen.*"

[44] HEUBNER. Ueber Aphasie. *Schmidt's Jahrbücher*, v. 224, 1989, p. 220.

[45] N.T.: Certamente um lapso de escrita para: "transcortical" (*in* FREUD, 1992, p. 64).

[46] MAGNAN. On Simple Aphasia, and Aphasia with Incoherence. *Brain* n. 2, 1880.

[47] N.T.: *Dura mater* é a mais exterior das membranas que recobrem o cérebro. Em itálico por se tratar de um termo latino.

[48] HAMMOND, W. A. *A Treatise on the Diseases of the Nervous System*. 7. ed. London, 1882.

[49] N.T.: Em espanhol e entre aspas no original.

[50] N.T.: Aspas no original.

[51] N.T.: Aspas no original.

[52] N.T.: Cf. Dicionário Houaiss: Trepanação: *s.f.* (1813 cf. MS^2) CIR técnica cirúrgica que consiste em perfurar um orifício em um osso, esp. do crânio; trépano ETIM trepanar + -*ção*; ver *trepan-*.

[53] A descrição desses dois casos por Hammond não é mais completa do que eu a cito aqui. Já que Lichtheim reconhece o primeiro deles como sendo uma afasia motora transcortical, cogito o mesmo para o segundo.

[54] O caso de afasia motora transcortical ao qual o próprio Lichtheim se reporta (DE FARGE, cf. KUSSMAUL, p. 49, e o *Diagnóstico Tópico de Nothnagel*, p. 358), apresenta um foco de amolecimento "na substância

branca, na proximidade do terceiro giro frontal esquerdo". Nothnagel contesta que esse caso por si só atestaria algo sobre a origem da
afasia no foco de amolecimento na substância branca, já que a morte
teria ocorrido no vigésimo dia, tempo no qual efeitos remotos do
foco sobre o – em si não necessariamente alterado anatomicamente
– terceiro giro frontal não estariam excluídas.

55 Uma compilação dos seis casos de afasia motora transcortical etiologi-
camente investigados resulta em: 1. Lichtheim, Trauma. Compressão
do córtex em área desconhecida; 2. Farge: Efeito remoto sobre a região
motora provinda de um foco de amolecimento vizinho; 3. Heubner:
Amolecimento no território sensório; 4. Magnan: Tumor, que se
estende até a área de Broca; 5. Hammond I.: Hemorragia provocada
por trauma sobre a área motora; 6. Hammond II.: Trauma. Inibição
da área motora ocasionada por uma lasca de osso nela cravada.

56 BASTIAN, C. On Different Kinds of Aphasia. *British Medical Journal*,
29 out. e 5 nov. 1887.

57 N.T.: Freud introduz esta *diminuição de excitabilidade* (em francês no
original: *diminution de l'excitabilité*) como um exemplo de modificação
funcional ou dinâmica em seu estudo escrito em francês (*Quelques
considérations pour une étude comparative des paralysies motrices organiques
et hystériques*, 1893, p. 31, *in* FREUD, 1992, p. 68).

58 N.T.: Nas palavras de Bastian (1887): *voluntarily* (p. 934) ou *volitional*
(p. 935, *in* FREUD, 1992, p. 68).

59 N.T.: A este contexto refere-se, certamente, também o comentário
de Freud nos *Estudos sobre a histeria* quando ele discute o método
da "pressão" em sua descrição do caso da "Srta. Lucy R." (1895*d*,
edição de bolso, p. 130): "[...] esse modelo [...] permitiu-me um
conhecimento sobre os motivos que são frequentemente decisivos
para o 'esquecimento' de lembranças. [...] A pequena possibilidade de
escolha que se tem quando se busca números ou datas permite tomar
de auxílio a frase, conhecida a partir da doutrina da afasia, segundo
a qual o reconhecimento exige um esforço menor da memória do
que a recordação espontânea" (*in* FREUD, 1992, p. 69).

60 N.T.: Sobre a questão da *natureza* de um tal "dano meramente funcional" (*i. e.*, excitabilidade diminuída), Freud tece comentários
detalhados em sua dissertação em francês (1893, mencionada na nota
57) ao final do capítulo III e no capítulo IV; lá ele conclui (p. 50 e
seg.) que esse dano deve ser completamente independente de uma
localização anatômica e chega à famosa frase: "[...] *a histeria se comporta
em suas paralisias e demais manifestações como se a anatomia não existisse,
ou como se dela não tomasse conhecimento algum*", que ele formulara, já
em 1888 em seu verbete de léxico "Histeria", nos seguintes termos:

"[...] a histeria desconhece a estrutura do sistema nervoso tanto quanto nós mesmos antes de a termos aprendido" (1888, *Gesammelte Werke* volume complementar, p. 80 e seg. com nota editorial 1, *in* FREUD, 1992, p. 70).

[61] N.T.: Freud nos apresenta exemplos para tais danos imateriais, mais uma vez, em seu trabalho escrito em francês (1893, mencionado na nota 57, p. 52 e seg., *in* FREUD, 1992, p. 71).

[62] N.T.: A esse respeito ver a posição e a argumentação fundamentalmente oposta de Meynert (i.e. 1867/1868, p. 83 e seg.): "Concebamos o córtex como um órgão que age solidariamente, então se tem como resultado que, com o reconhecimento de que ele intermedeia os processos psíquicos em geral, fica o conhecimento funcional sobre ele desde uma perspectiva psicológica interditado e o aperfeiçoamento de uma linha de raciocínio sobre ele torna-se impossível e desnecessário" (*in* FREUD, 1992, p. 71).

[63] BASTIAN, C. On the Various Forms of Loss of Speech in Cerebral Disease. *British and Foreign Med.-Chir. Review*, jan. 1869.

[64] N.T.: Ver a esse respeito a monografia *Zur Aphasielehre Sigmund Freuds* de Paul Vogel (1954), na qual as especificidades da concepção freudiana das afasias foram esclarecidas (*in* FREUD, 1992, p. 72).

[65] KAHLER. Casuistische Beiträge zur Lehre Von der Aphasie. *Prager med. W.*, n. 16 e 17, 1885.

[66] STARR, A. The Pathology of Sensory Aphasia, with an Analysis of Fifty Cases in which Broca's Centre was not diseased. *Brain*, n. 12, 1889.

[67] GRASHEY, H. Ueber Aphasie und ihre Beziehungen zur Wahrnehmung. *Archiv. f. Psychiatrie*, n. 16, 1885.

[68] A distinção entre afasia amnésica e atáctica fora formulada em 1866 por Sanders.

[69] N.T.: Ver a esse respeito o verbete de léxico de Freud "Amnésia", no qual são também mencionadas as duas formas de afasia amnésica e atáctica (*in* FREUD, 1992, p. 75).

[70] RIEGER, C. *Beschreibung der Intelligenzstörung in Folge einer Hirnverletzung nebst einem Entwurf zu einer allgemeinen anwendbaren Methode der Intelligenzprüfung*. Würzburg, 1888.

[71] N.T.: No capítulo III, esse nível é, em todo o caso, indicado como sendo o primeiro, "mais leve" (*in* FREUD, 1992, p. 81).

[72] Cf.: BATEMAN, F. *On aphasia or loss of speech etc.* London, 1870.

[73] N.T.: Aqui temos um composto entre *Sprache* [linguagem] com função atributiva e *Leistung* [operação, realização, resultado de um esforço...]; *Leistung* é o mesmo termo que toma parte em um outro composto

caro à teoria psicanalítica: *Fehlleistung*, geralmente traduzido por "ato falho". Ao que nos parece, *Leistung* se aproxima mais à noção de algo produzido a partir de uma atividade, ou do resultado de um trabalho, que da noção de "ato".

[74] CHARCOT, J.-M. *Novas conferências sobre as doenças do sistema nervoso, especialmente sobre a histeria.* Traduzidas por Sigm. Freud. Viena, 1886, p. 137.

[75] N.T.: Aqui aparece pela primeira vez a noção de repetição [*Wiederholung*], que será retomada nas teorizações psicanalíticas posteriores (*in* FREUD, 1992, p. 132).

[76] LEUBE. Ueber eine eigentümliche Form Von Alexie. *Zeitschrift f. klin. Medicin*, n. 18, 1889.

[77] N.T.: A expressão *território desocupado* [*unbesetztes Gebiet*] nos permite reconhecer as origens neurológicas do uso da noção de *Besetzung* [ocupação]. Nesse âmbito, a noção se refere à ocupação de células corticais por imagens da lembrança [*Erinnerungsbilder*] ou por representações [*Vorstellungen*]; já transplantada ao terreno psicanalítico, a noção de *Besetzung* [ocupação, carga, investimento, catexia... dependendo do contexto e da escolha tradutória] relaciona-se a questões econômicas e dinâmicas, na *Metapsicologia*, e aparece, por exemplo, em contextos em que se trata do movimento da libido, de carga energética ou investimento afetivo experimentado por objetos e representações, etc.

[78] MEYNERT, T. H. Psychiatrie. *Erste Hälfte*, 1884, p. 140.

[79] N.T.: A letra F não consta da primeira edição de Freud, mas é indicada no original de Wernicke. Por isso está indicada na presente edição. Na legenda, onde se lê corretamente "*g*, giro occipital inferior", lia-se erroneamente "*g*, giro occipital anterior". (*in* FREUD, 1992, p. 87).

[80] Cf.: MEYNERT, T. H. Der Bau der Grosshirnrinde etc. *Vierteljahr[s] schrift für Psychiatrie*, n. 1, 1867.

[81] *Ebd. und Psychiatrie*, p. 127.

[82] N.T.: Segundo Meynert (*in* FREUD, 1992, p. 88).

[83] N.T.: Massas cinzentas.

[84] MEYNERT, T. H. *Bau der Grosshirnrinde* l. c., p. 83.

[85] MEYNERT, T. H. *Rückenmarksursprung* l. c., p. 488.

[86] WERNICKE, C. *Lehrbuch der Gehirnkrankheiten*, v. 1, 1880 a 1883.

[87] FLECHSIG, P. *Plan des menschlichen Gehirns*. 1883.

[88] N.T.: A relação entre processos corticais e subcorticais ocupou Freud, em 1888, no contexto da questão sobre "se as mudanças na excitabilidade sob hipnose só se dão no território do córtex encefálico", aventada no seu "Prefácio do tradutor" ao texto de Bernheim, intitulado

Suggestion (FREUD, 1888-89*a*, p. 119): "É infundado contrapor o córtex cerebral ao restante do sistema nervoso como aqui ocorre; é improvável que uma mudança funcional de tão grande alcance no córtex cerebral não deva ser acompanhada de importantes mudanças na excitabilidade de outras partes do cérebro. Não possuímos critério algum que nos permita separar com exatidão um processo psíquico de um fisiológico, nem um ato no córtex cerebral de um ato nas massas subcorticais [...]". Para a continuação desses raciocínios no contexto da discussão sobre a localização de processos anímicos veja abaixo (*in* FREUD, 1992, p. 91).

[89] N.T.: *Repräsentation* não *Vorstellung*.

[90] N.T.: Em seu artigo francês (1893*c*, p. 41), Freud refere-se à argumentação acima e recomenda analogamente a diferenciação entre *paralysie de projection* (paralisia de projeção) e *paralysie de réprésentation* (paralisia de representação). A ideia de que todo o organismo (*i.e.* impressões [*impressions*] e movimentos de todas as partes do corpo) será "representado" mais ou menos "direta" ou "indiretamente" em diferentes níveis hierárquicos da evolução do sistema nervoso central representa um papel central na obra de Hughlings Jackson; cf., por exemplo, Jackson (1884, 1887*a* e 1887*b*, *in* FREUD, 1992, p. 93).

[91] Cf. Investigações sobre o percurso das vias da corda anterior e do nervo acústico de Edinger, Brechterew e de minha autoria.

[92] Cf. DARKSCHEWITSCH, L. Ueber die sogenannten primären Opticuscentren und ihre Beziehung zur Grosshirnrinde. *Arch. F. Anat. U. Phys.*, 1886.

[93] N.T.: No trabalho francês mencionado mais de uma vez sobre a comparação entre paralisias orgânicas e histéricas (1893*c*, p. 41), Freud denomina essa *reordenação* "uma mudança de arranjo que ocorreu no ponto de conexão entre os dois segmentos do sistema motor". Uma outra reordenação desse tipo ele esquematizou posteriormente em uma carta a Wilhelm Fließ datada do dia 6 de dezembro de 1896 (1985*c*, p. 217): "sabe, eu trabalho com a suposição de que nosso mecanismo psíquico surgiu da superposição de camadas, de forma que de tempos em tempos o material de traços de memória existente experimenta uma *reordenação* segundo novas relações, uma *transcrição*. [...] Postulei uma reordenação semelhante àquela época (afasia) para as vias advindas da periferia do corpo". Do rascunho que se segue a esse trecho, contendo a discussão sobre as diferentes inscrições [*Niederschriften*] de percepções [nos vários sistemas do aparelho psíquico], parte o caminho que leva aos três esquemas do aparelho psíquico apresentados em *A interpretação de sonhos* (1900). (Ver também a nota de Ernst Kris na referida carta a Fließ, *in* FREUD, 1992, p. 95-96).

[94] Quero dizer simplesmente que essa concepção da representação do corpo no córtex cerebral desafia a doutrina de Munk sobre a projeção ponto a ponto da retina sobre o córtex occipital e deveria ser confirmada ou refutada pela consideração de hemianopsias corticais.

[95] N.T.: A passagem seguinte até o trecho que termina em: "surge mais uma vez o psíquico como imagem de lembrança", é reproduzida como anexo B no trabalho de Freud *O inconsciente* (1915e) no volume 3 dos *Studienausgabe* (p. 165-167), sob o título: "Paralelismo psicofísico"; lá é sobretudo indicada, em um comentário editorial, a influência exercida por Hughlings Jackson sobre Freud (*in* FREUD, 1992, p. 96).

[96] N.T.: Ver sobre esse tema uma passagem de Freud no contexto da discussão sobre as relações do aparelho anímico com a anatomia, no escrito citado na nota anterior (1915e, dentre outros locais, p. 133): "Sabemos que tais relações existem de forma muito rudimentar. [...] Entretanto todas as tentativas de adivinhar a partir daí uma localização dos processos anímicos, todos os esforços de pensar as representações armazenadas em células nervosas e de deixar os estímulos perambulando pelas fibras nervosas certamente fracassaram. O mesmo destino seria esperado para uma doutrina que quisesse reconhecer algo como o local anatômico do sistema *Cs*, da atividade anímica consciente, no córtex cerebral e que quisesse situar os processos inconscientes nas partes subcorticais do cérebro". As conclusivas reflexões sobre uma tópica dos sistemas *Ics* e *Cs* conduziram (entre outros locais, p. 160) a buscar a diferenciação entre representações inconscientes e conscientes em suas conexões específicas com as representações de palavra e de coisa (*in* FREUD, 1992, p. 97).

[97] N.T.: Freud fala sobre o paralelismo psicofísico também em seu *Projeto de uma Psicologia*, de 1895, no parágrafo sobre a consciência (1950c, p. 403): "Trata-se somente de superpor as características por nós conhecidas da consciência a processos paralelos variáveis nos neurônios ω". Também em 1915e; *Studienausgabe*, p. 126 e seg. reaparece o conceito (*in* FREUD, 1992, p. 98).

[98] N.T.: Já que Freud enfatiza seu embasamento em Jackson, essa citação é claramente retirada da mesma fonte. Entretanto, essa construção nominal *a dependent concomitant* não aparece no ensaio de Jackson expressamente mencionado por Freud (1878-79 e 1879-80). Nas *Croonian Lectures* (1884, p. 742/p. 706), Jackson fala da "doutrina da concomitância"; ainda mais detalhadamente ele expõe sua concepção sobre a relação dos processos psíquicos e físicos em (1887a) (esp. nas partes 11-15, p. 83-87), em que três parágrafos são dedicados a essa doutrina. Os mesmos raciocínios são desenvolvidos reiteradamente em 1887b, por exemplo p. 95, nota 1, p. 97, nota 1, p. 106 e 107 em

nota e p. 115. Nesse mesmo contexto ele utiliza várias vezes a expressão *correlated states* (*in* FREUD, 1992, p. 98).

99 N.T.: Da perspectiva fisiológica para a perspectiva psicológica de avaliação. (Nota do editor da *Studienausgabe*, *in* FREUD, 1992, p. 98.)

100 Hughlings Jackson advertiu da forma mais aguda contra uma tal confusão do físico com o psíquico no processo da linguagem: "Em todos os nossos estudos de doenças do sistema nervoso devemos estar atentos contra a falácia segundo a qual o que são estados físicos em centros mais baixos se refina *transformando-se em* estados psíquicos em centros mais elevados; que, por exemplo, vibrações de nervos sensórios *tornam-se* sensações, ou que de um jeito ou de outro uma ideia produz um movimento" (*Brain*, n. 1, p. 306, citado em inglês, *in* FREUD, 1992, p. 99).

101 N.T.: Ver o desenvolvimento dessas linhas de raciocínio e seu desdobramento no contexto do problema do tornar-se consciente de cadeias de pensamentos inconscientes no capítulo 7 d'*A interpretação dos sonhos* (*Studienausgabe*; 1900a, p. 578), onde, igualmente, se trata de "*processos* ou *modos de fluxo do estímulo*", "cuja suposição [...] nos foi exigida". Em vez de comparações localizacionistas, "propomos, o que parece ser mais apropriado ao real estado das coisas, que uma carga de energia será posta em um determinado arranjo ou será dele retirada [...]. Nós substituímos aqui, mais uma vez, uma maneira tópica de reflexão por uma dinâmica; não é a construção psíquica que nos aparece como semovente, mas sim sua inervação". Em um acréscimo de 1925, Freud liga, ainda, essa linha de raciocínio com a ideia que ele formulou, nesse ínterim, como a continuação do desenvolvimento das exposições contidas nas páginas abaixo, sobre a função do aparelho de linguagem: "Essa concepção experimentou uma reformulação e uma modificação após se ter reconhecido como caráter essencial de uma representação pré-consciente a ligação com restos de representação de palavra" (*O inconsciente*, 1915, *in* FREUD, 1992, p. 99-100).

102 N.T.: Ver a esse respeito e sobre as discussões seguintes acerca do aparelho psíquico novamente n'*A interpretação dos sonhos* (*Studienausgabe*; 1900a, p. 512 e segs.) (*in* FREUD, 1992, p. 100).

103 PICK, A. Ueber die sogenannte Re-Evolution (Hughlings-Jackson) nach epileptischen Anfällen nebst Bemerkungen über transitorische Worttaubheit. *Arch. f. Psych.* n. 22, 1891.

104 N.T.: Freud utilizou essa expressão em alemão no texto, de resto escrito em francês, em que se debatiam, em seu ensaio (1893c, p. 48), os territórios do córtex sem função: "Se as lesões pouco extensas do córtex não logram produzir monoplegias puras, concluímos daí que os centros motores no córtex não são claramente separados

uns dos outros por territórios neutros, ou que há efeitos remotos [*Fernwirkungen*] que anulariam o efeito de uma separação exata dos centros" (*in* FREUD, 1992, p. 102).

105 N.T.: Referente aos movimentos da mão.

106 N.T.: Freud utilizou essa evidência como um dos indicadores utilizados para distinguir os distúrbios de linguagem histéricos daqueles orgânicos. "Da síndrome da afasia orgânica [...], o que é coisa inaudita para a afasia orgânica, ela [a histeria] pode criar uma afasia total (motora e sensória) para uma dada língua, sem atacar o mínimo que seja a faculdade de compreender e de articular uma tal outra [...]" (1893c, p. 44, *in* FREUD, 1992, p. 104).

107 N.T.: Freud também utilizou essa observação para, de forma bem geral, acrescentar uma determinada característica dos distúrbios histéricos (intensidade e excesso) ao exemplo da afasia: "[...] o afásico [histérico] não profere uma palavra sequer, enquanto o afásico orgânico preserva sempre algumas sílabas, o *sim* e o *não*, algum praguejar, etc." (1893c, p. 323, p. 45, em francês no original, *in* FREUD, 1992, p. 105).

108 N.T.: Uma interessante auto-observação de Freud! (*in* FREUD, 1992, p. 106).

109 N.T.: Freud chama novamente atenção a essa ideia em seu estudo comparativo: "Assim sendo, se na afasia orgânica sempre há uma mistura de problemas de diversas funções, isso se explica [...] se aceitamos a opinião enunciada em meu estudo crítico sobre a afasia, posto não se tratar de centros separados, mas de um território continuo de associação" (1893c, p. 48 e segs., em francês, *in* FREUD, 1992, p. 106).

110 O conteúdo essencial deste estudo foi por mim comunicado já no ano de 1886 em uma conferência proferida no Clube Vienense de Fisiologia, cujas discussões não justificam, entretanto, de acordo com o estatuto, nenhuma exigência de prioridade. Em 1887, Nothnagel e Naunyn comunicaram no congresso de medicina interna em Wiesbaden aquele ensaio que se tornou tão conhecido: *Ueber die Localisation der Gehirnkrankheiten*, que coincide em muitos pontos importantes com o conteúdo do presente escrito. As exposições de Nothnagel sobre a concepção dos centros corticais, assim como os comentários de Naunyn sobre as relações topográficas dos centros de linguagem, levarão presumivelmente qualquer leitor à suposição de que a meu estudo deva ser creditada a influência do altamente importante ensaio daqueles dois pesquisadores. Entretanto, este não é o caso; o estímulo para este trabalho foi despertado em mim muito antes, pelos trabalhos de Exner, juntamente com meu falecido colega Josef Paneth, no *Pflügers Archiv*.

111 *P.S. durante a correção*: Após um pedido feito à clínica de Breslau obtive a resposta de que os casos mencionados por Wernicke no referido contexto, de fato, ainda não foram publicados.

[112] GIRAUDEAU, P. *Revue de médecine*, 1882, também em BERNARD, D. 1. c.

[113] *P.S. durante a correção:* Permaneço com a impressão, a despeito da discussão travada acima, de que a explicação da *afasia sensória subcortical* (da surdez verbal sem distúrbio de linguagem) me causa grandes dificuldades, ao passo que ela se resolve de acordo com o esquema de Lichtheim por meio de uma simples interrupção (da via α-A). Foi-me de grande valor a esse respeito, ainda durante as correções deste trabalho, encontrar uma comunicação de Adler (Beitrag zur Kenntniss der selteneren Formen Von sensorischer Aphasie. *Neurol. Centralblett*, 15 maio e 1º jun. 1891) que descreve um caso desse tipo como *Combinação de afasia sensória subcortical e transcortical*.

A comparação do caso de Adler com o de Lichtheim (e com o de Wernicke) permite atingir uma compreensão melhor das condições da assim denominada afasia sensória subcortical. Dois pontos se mostram aqui especialmente esclarecedores: 1. Lichtheim menciona a possibilidade de que seu paciente devesse ser nomeado como "surdo em grau leve", mas as informações sobre sua faculdade de audição não são muito completas. No paciente de Wernicke havia um defeito para sons agudos, enquanto no paciente de Adler havia uma indubitável redução da faculdade de audição, que, segundo o autor, foi provocada muito provavelmente por um distúrbio no aparelho condutor de som. Daí resulta a probabilidade de que – assim como no caso de Arnaud a ser mencionado posteriormente – uma surdez comum, provocada por lesão periférica ou central, tenha exercido influência no quadro geral da doença. 2. Ainda mais decisiva é a seguinte concordância trazida, de maneira alguma por acaso, à tona. Ambos os casos (de Lichtheim e Adler; a curta comunicação de Wernicke nada diz a este respeito) tiveram o quadro de afasia sensória subcortical como resultado somente após *repetidos ataques de adoecimento do cérebro*, dos quais no mínimo um concerniu o *hemisfério direito*, ou seja, aquele que não serve às funções da linguagem, pois o paciente de Wernicke apresentou uma *paresia facial do lado esquerdo* e o paciente de Adler apresentou uma *hemiplegia do lado esquerdo*. Adler também destaca essa coocorrência, sem reconhecer, naturalmente, sua importância para a explicação da surdez verbal pura. Creio estar justificado, contudo, quanto à suposição de que a afasia sensória subcortical não surge, como deveria ser segundo o esquema de Lichtheim, por meio de uma simples interrupção de via de condução, mas sim devido a *lesões bilaterais parciais* do campo da audição, talvez sob a influência de distúrbios periféricos da audição (como no caso de Arnaud), e acredito que essa complicação de precondições para o aparentemente tão simples quadro de distúrbio de linguagem concorde melhor com a minha concepção da afasia sensória do que com a de Lichtheim.

[114] DEJERINE, J. Contribution à l'étude de l'aphasie motrice sous-corticale et de la localisation cérébrale des centres laryngés (muscles phonateurs) *Compt. Rend. De la Soc. de Biologie* n. 8, 1891.

[115] N.T.: A passagem seguinte até o trecho terminando em "que exigem essa concepção.", aparece como anexo C no trabalho de Freud intitulado *O inconsciente* (1915e), no volume 3 dos *Studienausgabe* (p. 168-173), sob o título de "Palavra e coisa"; lá um prefácio editorial aponta para relações com pontos de vista posteriores de Freud, mas também para diferenças na terminologia (mencionadas no "Posfácio") (*in* FREUD, 1992, p. 116-117).

[116] N.T.: Sensação de inervação da palavra ouvida.

[117] N.T.: A que nós acabamos de imitar (*in* FREUD, 1992, p. 117).

[118] N.T.: Em 1895, Freud utiliza essa expressão, em seu capítulo metodológico "Sobre a psicoterapia da histeria" nos *Estudos sobre a histeria*, escrito em conjunto com Josef Breuer (1895d, edição alemã de bolso, p. 307), no sentido de uma causação múltipla de um sintoma. O sinônimo utilizado na sequência, *überdeterminiert*, aparece pela primeira vez no mesmo trabalho; Breuer também cita nos *Estudos* o conceito de Freud (p. 230 e segs., *in* FREUD, 1992, p. 118).

[119] N.T.: Freud entra novamente no mérito da relação entre atenção e leitura em voz alta na discussão sobre as condições dos erros de fala, leitura e escrita na *Psicopatologia da vida cotidiana* (1901) (*in* FREUD, 1992, p. 120).

[120] N.T.: Visual.

[121] N.T.: *Durchschrift* na segunda edição alemã (1992), em vez de *Druckschrift*, como na edição de 1891.

[122] N.T.: Freud registrou este esquema com pequenas variações em seu artigo para o léxico "Afasia" (1893-94a, Fig. 23, p. 171 da primeira impressão). Falta no artigo, na legenda, o título, e no começo da última frase as seguintes palavras foram, nesse meio tempo, acrescentadas: "As ligações das associações de palavra entre si (fora as ligações com a imagem de som) são indicadas em pontilhado" (*in* FREUD, 1992, p. 121).

[123] N.T.: Este conceito reaparece posteriormente, em todo o caso com a acepção modificada, no escrito *O inconsciente* (1915). Ver a esse respeito o Posfácio, neste volume. Dez anos antes (1905c; *Studienausgabe*, p. 113) Freud investigou pormenorizadamente as peculiaridades das relações entre representação acústica de palavra e representação de coisa [*Dingvorstellung*] (= "representação de coisa" [*Sachvorstellung*] e acima num uso antigo "representação de objeto" [*Objektvorstellung*]) para a explicação de um grupo específico de chistes (*in* FREUD, 1992, p. 122).

[124] MILL, J. St. *Logik I*, 1843, cap. 3 ("Of Things denoted by Names"), e *An Examination of Sir William Hamilton's Philosophy*, 1865 (*in* FREUD, 1992, p. 122).

[125] Cf. SPAMER, C. Ueber Aphasie und Asymbolie, nebst Versuch einer Theorie der Sprachbildung. *Archiv. F. Psych.*, n. 6, 1876.

[126] N.T.: Essa denominação sugerida por Freud para os distúrbios do reconhecimento de objetos se tornou completamente aceita pela Neurologia. Em todo o caso, não é de conhecimento da maioria que esse termo remonta a Freud (*in* FREUD, 1992, p. 123).

[127] FARGES. Aphasie chez une tactile. *L'encéphale*, n. 5, 1885.

[128] N.T.: Em francês no original.

[129] N.T.: *Tastvorstellung.* Ao que tudo indica, àquela época olfato e paladar estavam subordinados ao tato.

[130] FREUND, C. S. Ueber optische Aphasie und Seelenblindheit. *Arch. F. Psych.*, n. 20, 1889.

[131] N.T.: *Gesichtsbilder.* Primeira ocorrência; sinônimo de *visuelle Bilder.*

[132] N.T.: Em francês e em itálico no original.

[133] N.T.: Em seu artigo de léxico "Afasia" (em 1893-94, Fig. 24, p. 172 da primeira impressão), Freud descreveu a extensão do campo de associação da linguagem na reprodução de um hemisfério esquerdo e ilustrou sua relação com o denominado "centro de linguagem" por meio de diversos traços pontilhados (*in* FREUD, 1992, p. 125).

[134] N.T.: Musculatura do aparelho fonador, *i. e.*, cordas vocais, etc.

[135] PICK, A. Zur Localisation einseitiger Gehörshallucinationen nebst Bemerkungen über transitorische Worttaubheit. *Jahrb. f. Psych.*, n. 8, 1889 e *l. C. Arch. f. Psych.* n. 22, 1891.

[136] SKWORTZOFF, N. *De la cécité et de la surdité des mots dans l'aphasie.* Paris, 1881.

[137] BALLET, G. *Le langage intérieur et les diverses formes de l'aphasie.* Paris, 1886.

[138] Certamente não é sem importância o fato de que a alexia pura (subcortical segundo Wernicke) seja encontrada tão frequentemente na presença de lesão do perímetro parietal do primeiro sulco (*Gyrus angularis* e *supramarginalis*). Recordamo-nos de que a lesão da parte inferior do lobo parietal provoca um deslocamento duradouro de ambos os olhos, aquele tipo de movimento dos olhos que durante a leitura é associado com as imagens visuais das letras.

[139] Siemerling (Ein Fall Von sogenannter Seelenblindheit nebst anderweitigen cerebralen Symptomen. *Archiv f. Psych.*, n. 21, 1890) mostrou "que é possível produzir experimentalmente um estado que

é semelhante ao da 'cegueira da alma', meramente pela diminuição da acuidade visual e da monocromasia". O que se pode, entretanto, criar experimentalmente não corresponde completamente ao quadro clínico da agnosia óptica. Soma-se a isso que o enfermo, com base em suas percepções inexatas, se *ilude*, enquanto a pessoa sadia se sente simplesmente indecisa. Da mesma forma iludem-se os afásicos com alexia ou surdez verbal. Um enfermo de Ross podia ler o jornal por horas a fio sem entendê-lo; ele se espantava, então, de quanto disparate se metia em um jornal. Os pacientes com surdez verbal dão costumeiramente resposta, pois creem haver entendido uma pergunta.

[140] N.T.: No sentido entendido por Freud, descrito no início do mesmo parágrafo.

[141] N.T.: Esse conceito não aparece nos escritos citados por Freud no presente trabalho; entretanto, neles Jackson utiliza sempre o termo *dissolution* (também *Principle of Dissolution*), do qual ele se apropriou, conforme ele mesmo informa, a partir de seu professor Herbert Spencer, para a indicação de um processo que ocorre em direção contrária à da evolução e que ele introduziu em seu próprio contexto Jackson (1878-1879, p. 308 e segs.; 1879-1880, p. 325 com nota 1). Cf. ainda a exposição exaustiva desse princípio da *dissolution* [i.e. regressão] em Jackson (1884), onde, dentre outros assuntos, um parágrafo inteiro na primeira conferência (ponto 7) se dedica à afasia, bem como 1887*a* e 1887*b* (*in* FREUD, 1992, p. 132).

[142] N.T.: Ver, no capítulo IV, nota sobre a utilização por Freud da noção de repetição [*Wiederholung*] (*in* FREUD, 1992, p. 132).

[143] Em BASTIAN, C. *On the various forms, etc.* 1869.

[144] Ver a esse respeito BROADBENT, W. H. A Case of Peculiar Affection of Speech, with Commentary. *Brain*, n. 1, 1878-1879, p. 494.

[145] N.T.: Sobre a importância do elemento acústico, ver a exposição bem posterior de Freud em *O Eu e o Isso* (1923), *Studienausgabe*, p. 289 e seg.: "Os restos de palavra advêm essencialmente das percepções acústicas, de tal modo que por essa via é dada igualmente uma origem sensória específica para o sistema *P-cs*. Pode-se deixar de lado [...], a princípio, os componentes visuais da representação de palavra, assim como as imagens de movimento da palavra [...]. A palavra é, propriamente, o resto de lembrança da palavra ouvida". Veja, ainda a esse respeito, a discussão de Freud sobre a opinião contrária de Charcot, abaixo, p. 125 (*in* FREUD, 1992, p. 135).

[146] ARNAUD, H. Contribution à l'étude clinique de la surdité verbale. *Arch. de Neurol.*, mar. 1877.

[147] N.T.: Além das lesões 1, 2 e 3 indicadas acima, no original de Wernicke são marcados três locais de rupturas que se referem a diversas formas de agrafia e que foram deixados completamente de lado por Freud, por não terem qualquer interferência em sua argumentação (*in* FREUD, 1992, p. 138).

[148] Poder-se-ia objetar que esse caso ocorre de fato, já que essa alexia é encontrada em sua maioria ao lado de hemianopsia direita. A letra seria concebida como objeto para a linguagem pelo hemisfério esquerdo e pelo direito como objeto comum da visão. Em todo o caso, toda hemianopsia direita necessitaria ser complicada por alexia, o que não é o caso.

[149] Creio que alguma particularidade fisiológica ou individual da memória se explique pelo papel mutante de cada um dos elementos da lembrança. Pode-se ter uma excelente memória e ainda assim não ser capaz de guardar nomes próprios ou números. Pessoas que se destacam por uma memória especialmente boa para guardar nomes próprios e números são *visuais*, ou seja, elas se lembram preferencialmente a partir das imagens visuais de objeto, mesmo que pensem a partir de imagens de som.

[150] BERLIN, R. *Eine besondere Art der Wortblindheit (Dyslexie)*. 1887.

[151] Um outro caso do mesmo tipo é reportado por BERNARD, p. 125.

[152] CHARCOT, J.-M. *Neue Vorlesungen* etc., 1886. Além disso, os trabalhos de seus alunos Ballet, Bernard e Marie.

[153] STRICKER, S.*Studien über die Sprachvorstellungen*, 1880.

[154] N.T.: Em inglês no original. "Diferentes quantias de arranjos nervosos em posições diferentes são destruídas com uma rapidez diversa em pessoas diferentes".

[155] N.T.: Vinte anos mais tarde Freud fez o seguinte julgamento em uma carta a Ludwig Binswanger de 10 de setembro de 1911: "Wernicke sempre me pareceu um interessante exemplo de mesquinhez do pensamento científico. Ele era anatomista do cérebro e não pôde, então, abdicar de fracionar a alma em cortes seriados assim como o cérebro. Sua grande descoberta da afasia o compeliu a utilizar em todos os seus trabalhos o esquema de a-, hipo- e hiper- ou cortical, sub- e transcortical, que ele teve, então, de utilizar ao que era menos adequado. Mas na medida em que o julgo dessa forma, eu o tenho em alta conta; eu bem sei que, em se tratando de outros, de cujos nomes o mundo está repleto, não se trata em nenhuma medida de pensamento científico" (*in* FREUD, 1992, p. 149).

POSFÁCIO[1]

Emiliano de Brito Rossi[2]

O desenvolvimento da Psicanálise freudiana deu-se aos poucos, laboriosamente, e sofreu importantes guinadas. Seu estudo aprofundado deve buscar esclarecer os momentos atravessados por Freud em sua trajetória de pesquisas que estabeleceram as condições de possibilidade para a invenção da Psicanálise, bem como as sucessivas reconfigurações exigidas pelo esforço de teorização que acompanha e sustenta a construção dessa nova atividade clínica.

Esta proposta de tradução de sua obra inaugural, *Sobre a concepção das afasias – Um estudo crítico*,[3] de 1891, visa a preencher a lacuna até então existente no caminho de quem empreende um estudo cronológico da obra freudiana traduzida para o português. Essa lacuna se deveu em grande medida à opção de Freud, que limitou à publicação, na edição alemã de suas obras reunidas (1946), os textos pertinentes ao período psicanalítico propriamente dito, delas suprimindo suas obras tidas como neurológicas.

Foi a partir de uma tradução, a saber, para o idioma inglês, que os escritos de Freud puderam pela primeira vez – obviamente em caráter póstumo, haja vista a prodigiosa atividade intelectual desempenhada até seus últimos momentos de vida – reunir-se em uma coleção de obras ditas "psicológicas" e "completas". Essa coletânea forneceu o modelo de organização e o aparato editorial inclusive à edição de estudos alemã (*Studienausgabe*). Coube ao psicanalista e biógrafo de Freud, Ernest Jones, "grande político do freudismo" (TAVARES, 2011, p. 35), que o recebeu na Inglaterra após a fuga da Áustria tomada pelo "ódio genocida [promovido] pelo Estado Nazista" (p. 37), fazer o convite, "cinco dias após seu falecimento, em setembro de 1939", ao "competente jornalista e literato James Strachey" (p. 35) para a realização da tradução dos *Gesammelte Schriften* (*Escritos Reunidos*).[4] Quinze anos mais tarde, em 1954, surgiria *The Standard Edition of the Complete Psychological Works of Sigmund Freud*, sem dúvida "o primeiro e mais influente acesso a uma totalidade organizada cronologicamente, cuidadosamente prefaciada e comentada dos escritos freudianos" (p. 35).

Na edição inglesa, brevemente denominada *Standard Edition* (FREUD, 1955-1974), o tradutor James Strachey, percebendo um parentesco incontestável entre vários aspectos do *Estudo* em relação ao conteúdo desenvolvido no texto metapsicológico *O inconsciente* (*Das Unbewußte*), de 1915, fez dele constar, em anexo, apêndices contendo elaborações feitas no trabalho seminal de 1891. Parece justo afirmar, portanto, que Strachey tenha reconhecido derivações inequívocas do *Estudo* na concepção freudiana do inconsciente.

O *Estudo* é um texto cujos elementos fulcrais servem de arrimo teórico a todo o edifício da Psicanálise. Entre os autores que compartilham o reconhecimento da necessidade de sua revalorização encontram-se, por exemplo, Solms[5] e Saling, que defendem que ele não pode ser considerado um trabalho de natureza meramente neurológica. Ao estabelecer o psíquico como processo paralelo e concomitante ao fisiológico, submetido, portanto, a leis de funcionamento diversas, e ao criticar duramente seus mestres, defensores das doutrinas localizacionistas, Freud inicia um novo rumo em suas pesquisas e interesses. O *Estudo*, destarte, "assinala a ruptura radical de Freud com a Neurologia ortodoxa alemã" (p. 402)[6] e deve, no nosso entendimento, ser tido como obra fundamental na história do desenvolvimento teórico de Freud. Isso especialmente pela lucidez com que procura separar o âmbito da anatomofisiologia daquele da Psicologia, intimamente vinculado à problemática da linguagem. Como síntese de suas críticas às doutrinas localizacionistas lemos, por exemplo, a seguinte frase: "A localização de elementos psíquicos [no tecido cortical] baseia-se somente em uma confusão do psíquico com o físico".[7]

Ilse Grubrich-Simitis, eminente estudiosa da obra de Freud, que fez, entre outras pesquisas, uma cuidadosa história do trato com seus manuscritos, expressa nos seguintes termos sua apreciação do valor do *Estudo*:

> Não é o "Projeto de uma Psicologia", de 1895, que teria sido o divisor de águas entre seus esforços neurológicos e psicanalíticos, como comumente assumido, mas sim a clássica monografia sobre os distúrbios de linguagem, do ano de 1891. Nela ele se desvencilhou definitivamente da Neurologia estabelecida, em especial da concepção de cérebro de seu professor Theodor Meynert, e, com a guinada rumo às doutrinas dinâmico-evolucionistas do até então negligenciado neurologista inglês John Hughlings Jackson, impulsionou de modo decisivo a construção da obra de sua vida, a Psicanálise (1993, p. 350).[8]

Segundo o já mencionado biógrafo Ernest Jones, citado por Wolfgang Leuschner no prefácio à segunda edição alemã do livro em questão, publicada somente em 1992,[9] dos 850 exemplares impressos em 1891, 257 foram vendidos nos nove anos subsequentes à publicação, e o restante foi destruído (*in* FREUD, 1992, p. 38). Roland Kuhn, no prefácio à tradução francesa (1983), escreve que "O livro tornou-se, nos dias de hoje, quase impossível de ser encontrado e está ausente de grandes bibliotecas" (p. 11).[10]

Essa ausência do *Estudo* é responsável por várias dificuldades encontradas em investigações psicanalíticas. No *Estudo* encontram-se utilizados pela primeira vez vários conceitos que serão reiterados, tendo ou não sido reformulados, ao longo de toda a história da Psicanálise. Não obstante essa questão terminológica, ali está igualmente expressa a importante influência do neurologista inglês John Hughlings Jackson, que forneceu as bases lógicas de entendimento genético do funcionamento do cérebro, da gradual aquisição e produção da linguagem e do funcionamento psíquico, da maneira como Freud o concebeu, colaborando, por exemplo, com a noção de regressão (*Regression/Rückbildung/Dissolution/Dis-involution*), para a explicação do mecanismo envolvido nos distúrbios da linguagem, que, por sua vez, abriram o caminho para as formulações referentes à descrição do adoecimento neurótico. Vejamos uma passagem elucidativa dessa influência:

> Para a avaliação da função do aparelho de linguagem sob condições patológicas, partimos da frase de Hughlings Jackson segundo a qual todas essas formas de reação exprimem casos de *involução funcional* [*Dis-involution*] do aparelho altamente organizado e, assim sendo, correspondem a estados anteriores de seu

desenvolvimento funcional. Sob todas as condições um arranjo de associações mais elevado, desenvolvido posteriormente, será perdido e um arranjo de associações mais simples, adquirido anteriormente, ficará preservado (p. 112-113, neste volume)

Vemos que em 1891 Freud se encontra preocupado com questões concernentes à dinâmica associativa das representações que compõem o substrato da linguagem. Ele já percebe com clareza a insuficiência de esquemas que buscam correlacionar distúrbios orgânicos, localizados em áreas do córtex, aos sintomas que se pretendem elucidar. Assim sendo, ele passa a buscar respostas para esclarecer os distúrbios afásicos a partir de uma perspectiva dinâmica, sendo impelido a conceber seu aparelho de linguagem (*Sprachapparat*), que é, sem dúvida, o "irmão mais velho" (STENGEL *apud* RIZZUTO, 1993, p. 113) do aparelho psíquico (*psychischer Apparat*).

Em 1885, seis anos, pois, antes de escrever o *Estudo*, Freud tem a oportunidade de sair de Viena rumo a Paris, numa viagem de estudos no hospital Salpêtrière, junto ao médico especialista em distúrbios histéricos Jean-Martin Charcot (1825-1893). Freud já lidava com pacientes histéricos em Viena e mantinha uma amizade e grande respeito pelo médico Josef Breuer (1842-1925), a quem dedicou o *Estudo* e com quem debatia sobre os pacientes histéricos de ambos.

As paralisias histéricas se diferenciam das paralisias orgânicas pelo fato de, mesmo podendo comprometer o movimento de um órgão do corpo, não interferirem na integridade física de tecido algum.[11] Assim sendo, percebe-se uma primeira aproximação entre as histerias e alguns tipos de sintomas das afasias, como, por exemplo, a parafasia (*Paraphasie*):[12] em ambos há um distúrbio funcional, sem que haja comprometimento orgânico. Além disto, para ambas as perturbações, as elaborações teóricas explicitadas no *Estudo* fornecem a base de explicação. É a partir do conceito de representação (*Vorstellung*) que Freud pôde desenvolver suas teses sobre o paralelismo psicofísico e, assim sendo, transpor as fronteiras dos estudos meramente fisiológicos rumo às elucubrações psicanalíticas.

Para falarmos muito brevemente sobre a explicação proposta por Freud para o sofrimento histérico, ele o descreveu como a presença de um "corpo estranho" no psiquismo, causador dos sintomas. Esse corpo estranho seria uma representação patógena (*pathogene Vorstellung*). A representação seria, então, patógena por estar desligada de seu encadeamento normal no psiquismo. A explicação dos distúrbios afásicos também passa por tipos de rupturas entre as associações normais de representações no psiquismo, denominado, no *Estudo, aparelho de linguagem*.

A característica da histeria é, então, a presença de um sintoma (como, por exemplo, a perda temporária somente da capacidade de falar a língua primeiramente aprendida, conservando-se o acesso a outras línguas), sem qualquer tipo de lesão corporal ou distúrbio orgânico ou fisiológico constatável. Essa possibilidade de um distúrbio meramente funcional, portanto, sem correlação com qualquer tipo de adoecimento anatômico ou fisiológico certamente contribuiu, juntamente com as ideias de Jackson e Bastian, para a concepção de tipos de afasias igualmente de cunho meramente funcional. Segundo Grubrich-Simitis:

> O trabalho de investigação sobre os distúrbios de linguagem se impôs a Freud em função de questões com as quais ele se deparou em seus estudos sobre as paralisias histéricas, ou seja, inserido diretamente no contexto da descoberta do inconsciente. Ele pode ter esperado dos pesquisadores contemporâneos do

cérebro uma explicação fisiológica sobre o efeito de representações patógenas inconscientes. Na medida em que ele se distanciou criticamente de suas concepções, após uma cuidadosa investigação, ele se obrigou, por assim dizer, a empreender, a partir da análise do aparelho de linguagem, a conceptualização psicanalítica do aparelho anímico (1993, p. 36).[13]

Para iniciarmos uma consideração mais específica sobre a origem de termos psicanalíticos na monografia sobre as afasias e sobre os deslocamentos sofridos por conceitos que vieram do arcabouço da Neuropatologia do século XIX e que, tendo ou não seu significado alterado, adquiriram um papel proeminente na teoria psicanalítica, vejamos, agora alguns exemplos.

É possível constatar que o *Estudo*, em especial, já contenha conceitos "protopsicanalíticos", ou rudimentos que se tornaram conceitos psicanalíticos após serem, ou não, deformados (*entstellt*) ou transplantados de seus solos originalmente neurológicos para o solo psicanalítico. Dentre eles encontram-se conceitos tais como *Besetzung* (*ocupação, carga, investimento* ou *catexia*, dependendo do contexto em que aparece e da escolha tradutória adotada), *nachträglich* (*a posteriori, posteriormente* ou *só-depois*, conforme a tradição de comentadores e suas respectivas escolhas tradutórias), *Projektion* (*projeção*), *Wortvorstellung* (*representação de palavra, representação-de-palavra, noção verbal*, etc., igualmente dependendo da escolha tradutória adotada), *Objektvorstellung* (*representação de objeto, representação-de-objeto*, etc., dependendo da opção tradutória), *Assoziation* (*associação*), *Paraphasie* (*parafasia*), *Erinnerungsbild* (*imagem de lembrança, imagem mnêmica*, etc., dependendo da escolha tradutória), *überbestimmt* (*sobredeterminado*, forma conjugada do verbo *überbestimmen*, relativa ao conceito de *Überbestimmung* ou

Überdeterminierung, sinônimos que ocorrem em contextos diversos), para citarmos apenas alguns dos exemplos.

De fato, em seu já mencionado prefácio à segunda edição alemã do *Estudo*, Wolfgang Leuschner, além de situá-lo em seu contexto histórico, elenca uma série de subsídios que corroboram a tese de que nele estariam presentes rudimentos que se transformaram, posteriormente, em fundamentos da Psicanálise:

> Assim sendo, os conceitos e as construções teóricas desenvolvidas no presente estudo sobre as afasias não seriam rudimentos fisiológicos, mas elementos precursores, que foram aqui mais ou menos desvencilhados de suas determinações fisiológicas e puderam, então, ser aprimorados até se tornarem fundamentos da teoria psicanalítica. Essa tese é, segundo meu entendimento, muito convincente. Ela pode ser mais detalhadamente comprovada no exemplo do destino teórico do complexo de representação de palavra/coisa.

> Uma tal fundamentação, porém, depende de "indícios de provas", já que o próprio Freud nunca respondeu de modo inequívoco à pergunta sobre se tratar no estudo das afasias de um trabalho neurológico ou de um trabalho preparatório à Psicanálise (*in* FREUD, 1992, p. 10).[14]

O uso dos conceitos *representação de palavra* (*Wortvorstellung*) e *representação de objeto/coisa* (*Objekt- Sachvorstellung*) permaneceu ubíquo e ativo em toda a Psicanálise. Houve, entretanto uma diferenciação dessa nomenclatura ocorrida no texto *O inconsciente* (*Das Unbewußte*), de 1915. O que no *Estudo* foi denominado de *representação de objeto* (*Objektvorstellung*) passou a ser designado por *representação de coisa* (*Sachvorstellung*) no texto de 1915. A expressão *representação de objeto* (*Objektvorstellung*) foi utilizada nesse texto posterior para se referir à união entre *representação de coisa* (*Sachvorstellung*) e *representação de palavra* (*Wortvorstellung*), indicando, em função dessa ligação entre as representações, a possibilidade de seu acesso aos sistemas pré-consciente e consciente. Além disso, já pelo menos desde *A interpretação de sonhos* (*Die Traumdeutung*), de 1900, encontramos a noção de *representação de coisa* (*Dingvorstellung*) como forma alternativa para *Objektvorstellung*, nos termos do *Estudo*, e para *Sachvorstellung*, conforme definido em *O inconsciente* (*Das Unbewußte*).

Foi junto à Filosofia, mais especificamente sob a influência do filósofo inglês John Stuart Mill (1806-1873), que Freud, seguindo em certa medida uma tradição que remonta a John Locke (1632-1704), procurou as pistas que o levariam a conceber seu aparelho de linguagem, na tentativa de fornecer um modelo para a explicação do funcionamento da linguagem diferente daquele modelo por ele criticado. Essa nova concepção do funcionamento da linguagem permitiria esclarecer seus distúrbios de uma forma dinâmica e não presa às suposições localizacionistas que ele descartou, tendo em vista suas limitações e incongruências.

Freud compreendeu que não seria apropriado delimitar, no tecido cortical, centros distintos da linguagem, um sensório (área de Wernicke) e outro motor (área de Broca), mas sim tratar todo o córtex como um grande campo da linguagem. Ele também prescindiu da suposição de Wernicke referente à diferenciação entre afasias provocadas por destruição de um dos centros e afasias provocadas pela interrupção das vias associativas entre esses centros (afasias de condução/*Leitungsaphasien*), que seriam, na explicação de Wernicke, compostas por feixes de substância branca, ou subcorticais. Freud rejeitou esse modelo anatomopatológico de explicação do funcionamento da linguagem, enfatizando a dinâmica associativa simbólico-imagética subjacente a ele, desvelada, então, por seu aparelho de linguagem.

Para explicar o funcionamento desse aparelho de linguagem, Freud se apropriou do argumento da Psicologia da época segundo o qual a palavra seria a unidade mínima da função da linguagem. A palavra era tida como uma representação complexa, composta de elementos visuais, acústicos e cinestésicos. As imagens (*Bilder*) componentes da representação de palavra (*Wortvorstellung*) seriam, então, a imagem de som, a imagem visual das letras, a imagem de movimento da fala e a imagem de movimento da escrita. À palavra, pois, corresponderia um processo associativo do qual participariam conjuntamente os supracitados elementos visuais, acústicos e cinestésicos constitutivos.

A palavra só adquiriria um significado, entretanto, em conexão com uma representação de objeto (*Objektvorstellung*). A representação de objeto seria, por sua vez, um complexo associativo composto das mais variadas representações visuais, acústicas, táteis, cinestésicas, etc. Da filosofia de Stuart Mill veio a noção de que a representação de objeto somente contém a aparência dos objetos, cujas características nos são remetidas pelos órgãos dos sentidos. Essa aparência somente surge na medida em que, ao recebermos as impressões dos sentidos, que obtemos de um objeto, ainda mantemos aberta a possibilidade de uma grande sequência de novas impressões na mesma cadeia associativa. Vejamos, nos termos de Leuschner, algumas consequências desse construto:

> Especialmente com a ajuda do complexo de representação de objeto concebido como um sistema que não é fechado, Freud desvencilha a linguagem do status abstrato de um mero sistema de comunicação, como são, aproximadamente, as sinalizações por

bandeiras. O presumido caráter aberto do complexo de representação de coisa permite assim a suposição de processos de simbolização extremamente subjetivos, que não admitem conformação definitiva alguma. Assim pôde ser esclarecido que linguagem, sensibilidade, experiência e ação se interpenetram de tal modo que se torna possível a existência, em vasta medida independente da realidade, de um mundo de representações inconsciente, que se transforma ininterruptamente (in FREUD, 1992, p. 27).[15]

A representação de objeto se nos apresenta, pois, não como uma representação fechada, mas sim sem possibilidade de se fechar, ao passo que a representação de palavra se nos apresenta como uma representação fechada, mesmo que capaz de ampliação. Em outros termos, Freud creditou à ligação entre a representação de palavra e a representação de objeto o surgimento de uma relação simbólica. Posteriormente, em suas elaborações psicanalíticas, ele faria remontar a fronteira entre a consciência e o inconsciente a essa ligação entre representação de palavra e representação de objeto.

É certo que Freud não entrega de bandeja todas as consequências teóricas que se podem depreender de seu primeiro livro. Mas a partir de uma leitura cuidadosa poder-se-á ao menos entrever que, se a caminhada encontrava-se ainda somente em seu início, as vias a serem percorridas já começavam a ser abertas.

REFERÊNCIAS

FREUD, S. *Contribuition à la conception des aphasies: une* étude *critique.* Prefácio de Roland Kuhn. Tradução de Claude Van Reeth. Paris: P.U.F., 1983.

FREUD, S. *Gesammelte Werke.* Ordenada cronologicamente. 19 vols. Londres: Imago Publishing Co. Ltd., 1946.

FREUD, S. Quelques considérations pour une étude comparative des paralysies motrices organique et hystériques. In: *Gesammelte Werke,* Bd. I. London: Imago, 1952, p. 37-55.

FREUD, S. *The Standard Edition of the Complete Psychological Works of Sigmund Freud.* Ed. e tradução de James Strachey, com Ana Freud, Alix Strachey e Alan Tyson. 24 vols. London: Hogarth, 1955-1974.

FREUD, S. *Zur Auffassung der Aphasien – Eine kritische Studie.* Viena e Leipzig: Franz Deuticke, 1891.

FREUD, S. *Zur Auffassung der Aphasien – Eine kritische Studie.* Com notas de Paul Vogel (ed.) e Ingeborg Meyer-Palmedo (rev.). Prefácio de Wolfgang Leuschner. Frankfurt am Main: Fischer Verlag, 1992.

GRUBRICH-SIMITIS, I. *Zurück zu Freuds Texten: Stumme Dokumente sprechen machen.* Frankfurt am Main: S. Fischer Verlag GmbH, 1993.

RIZZUTO, A.-M. Freud's speech apparatus and spontaneous speech. *The International Journal of Psychoanalysis,* v. 74, n. 1, fev. 1993, p. 113-127.

ROSSI, E. de B. A importância de uma tradução para o português de *Zur Auffassung der Aphasien – Eine kritische Studie*, de Sigmund Freud. *Tradução em Revista*, Rio de Janeiro, v. 7, p. 1-15, 2009. Disponível em: <http://www.maxwell.lambda.ele.puc-rio.br/trad_em_revista.php?strSecao=input0>. Acesso em: 16 nov. 2013.

ROSSI, E. de B. *Tradução como sobre-vida: no exemplo de "Sobre a concepção das afasias – Um estudo crítico".* São Paulo: USP, 2012. Tese (Doutorado em Língua e Literatura Alemã) – Programa de Pós-Graduação da Faculdade de Filosofia, Letras e Ciências Humanas, Universidade de São Paulo, 2012.

SOLMS, M.; SALING, M. On Psychoanalysis and Neuroscience: Freud's attitude to the Localizationist Tradition. *The International Journal of Psychoanalysis,* v. 67, n. 4, 1986, p. 397-416.

TAVARES, P. H. *Versões de Freud: breve panorama crítico das traduções de sua obra.* Rio de Janeiro: 7Letras, 2011.

NOTAS

[1] Este texto é composto por partes, ligeiramente modificadas, do artigo: "A importância de uma tradução para o português de *Zur Auffassung der Aphasien – Eine kritische Studie*, de Sigmund Freud" (2009), bem como de minha tese de doutorado: *Tradução como sobrevida: no exemplo de Sobre a concepção das afasias – um estudo crítico, de Sigmund Freud*, realizado na Universidade de São Paulo, com auxílio da CAPES, sob a orientação do Prof. Dr. João Azenha Junior, a quem expresso minha profunda estima e gratidão (2012).

[2] Gostaria de agradecer em primeiro lugar ao Prof. João Azenha Junior que, além de orientar minha tese de doutorado, me permitiu aprender muito sobre tradução, apontando um método de trabalho e corrigindo vários trechos da presente tradução. Estendo os agradecimentos às professoras Lenita Rimoli Esteves, Tinka Reichmann, Viviane Veras e Eliana Amarante de Mendonça Mendes, que, representando aqui todos os demais professores com quem convivi na USP, na UFMG e alhures, participaram e colaboraram em momentos fundamentais do desenvolvimento e do desfecho de minha pesquisa. Além disso, gostaria de agradecer ao Prof. Pedro Heliodoro Tavares pelo convite e a todo o pessoal da Autêntica Editora, Gilson Iannini, Rejane Dias e demais colaboradores, por possibilitarem a publicação desta tradução na coleção Obras Incompletas de Sigmund Freud. Finalmente gostaria de expressar minha gratidão aos amigos Rui Rothe-Neves, Henrique de Oliveira Lee, Hugo Leonardo Dória Netto, Tupac Petrillo, Lorenzo Lanzetta Natale, Armando Almeida Rossi e Heloísa Augusta Brito de Mello que colaboraram com suas leituras críticas. À minha família, pelo suporte inestimável.

[3] *Zur Auffassung der Aphasien – Eine kritische Studie*, Viena e Leipzig: Franz Deuticke, 1891. Doravante denominado de *Estudo*.

[4] Reunião menos abrangente e mais antiga dos trabalhos de Freud.

[5] Mark Solms vem organizando (segundo HANNS *apud* TAVARES, 2011, p. 54) uma revisão da *Standard* de Strachey (SOLMS; SALING, 1986).

[6] *[...] it signals Freud's radical departure from orthodox German neurology*. (p. 402). Todos os textos de língua estrangeira foram traduzidos pelo autor do Posfácio.

[7] Subtítulos de duas páginas do *Estudo*. *Die Lokalisation psychischer Elemente gründet sich nur auf eine Verwechselung des Psychischen mit dem Physischen*.

[8] *Nicht der "Entwurf einer Psychologie" von 1895 sei die Klammer zwischen seinen neurologischen und psychoanalytischen Bemühungen, wie allgemein angenommen, sondern die klassische Monographie über die Sprachstörungen aus dem Jahre 1891. Hier habe er sich definitiv von der etablierten Neurologie, zumal der Hirnauffassung seines Lehrers Theodor Meynert losgesagt und mit der Hinwendung zu den dynamischevolutionistischen Doktrinen des damals noch eher verkannten englischen*

Neurologen John Hughlings Jackson den Aufbau des eigenen Lebenswerks, der Psychoanalyse, entscheidend vorangetrieben. (p. 350, tradução de minha autoria).

9 *Zur Auffassung der Aphasien – Eine kritische Studie*, Frankfurt am Main: Fischer Taschenbuch Verlag. Editado por Paul Vogel, revisado por Ingeborg Meyer-Palmedo, com prefácio de Wolfgang Leuschner.

10 *Le livre est devenu aujourd'hui quasi introuvable et fait défaut dans de grandes bibliothèques.*

11 Sobre este tema: *Quelques Considérations pour une Étude Comparative des Paralysies Motrices Organique et Hystériques* (1952).

12 Essa noção será reconhecida em 1901, na *Psicopatologia da vida cotidiana* (*Zur Psychopathologie des Alltagslebens*), como precursora dos esforços de explicação de um grupo de *atos falhos* (*Fehlleistungen*), desmembrado em fenômenos de fala, leitura, escrita, etc. (*Versprechen, Verlesen, Verschreiben...*). Com esse dado temos mais uma pista para entendermos a escolha dos tradutores ingleses pelo termo de origem grega *parapraxis* para a versão de *Fehlleistung*.

13 *Die Beschäftigung mit den Sprachstörungen war ihm durch Fragen nahegelegt worden, auf die er beim Studium der hysterischen Lähmungen stieß, also unmittelbar im Zusammenhang der Entdeckung des Unbewußten. Von den zeitgenössischen Hirnforschern mag er sich physiologischen Aufschluß über das Wirken pathogener unbewußter Vorstellungen erhofft haben. Indem er sich nach sorgfältiger Prüfung von deren Auffassung kritisch absetzte, beförderte er sich selbst sozusagen von der Analyse des Sprachapparats zur psychoanalytischen Konzeptualisierung des seelischen Apparats.*

14 *Demnach wären die in der vorliegenden Aphasie-Studie entwickelten Begriffe und Konstruktionen nicht physiologische Rudimente, sondern Vorläufer, die hier von ihren physiologischen Bestimmungen mehr oder weniger abgelöst wurden und dann zu Grundbausteinen der psychoanalytischen Theorie weiterentwickelt werden konnten. Diese These ist meines Erachtens sehr überzeugend. Am Beispiel des theoretischen Schicksals des Wort-/Sachvorstellungskomplexes läßt sie sich ausführlicher belegen. / Eine solche Begründung ist jedoch auf „Indizienbeweise" angewiesen, weil Freud die Frage, ob es sich bei der Aphaise- Studie um eine neurologische oder um eine die Psychoanalyse vorbereitete Arbeit handelt, selbst nie eindeutig beantwortet hat.*

15 *Insbesondere mit Hilfe des Objektvorstellungskomplexes als eine nicht abgeschlossenen Systems löste Freud die Sprache vom abstrakten Status eines einfachen Mitteilungssystems, wie es etwa Flaggen-Signale sind. Der unterstellte offene Charakter des Dingvorstellungskomplexes erlaubte jetzt die Annahme höchst subjektiver Symbolisierungsvorgänge, von denen es keine endgültige Fassung gibt. So konnte erklärt werden, daß Sprache, Sinnlichkeit, Erfahrung und Handlung sich wechselseitig derart durchdringen, daß eine von Realität weitgehend unabhängige, unbewußte innere Repräsentanzenwelt existieren kann, die sich ständig ändert.*

OBRAS INCOMPLETAS
DE SIGMUND FREUD

A célebre "enciclopédia chinesa" referida por Borges dividia os animais em: "a) pertencentes ao imperador; b) embalsamados, c) domesticados, d) leitões, e) sereias, f) fabulosos, g) cães em liberdade, h) incluídos na presente classificação, i) que se agitam como loucos, j) inumeráveis, k) desenhados com um pincel muito fino de pelo de camelo, l) *et cetera*, m) que acabam de quebrar a bilha". A coleção Obras Incompletas de Sigmund Freud é um convite para que o leitor estranhe as taxionomias sacramentadas pelas tradições de escolas e de editores; classificações que incluem e excluem obras do "cânone" freudiano através do apaziguador adjetivo "completas"; que dividem a obra em classes consagradas, tais como "publicações pré-psicanalíticas", "artigos metapsicológicos", "escritos técnicos", "textos sociológicos", "casos clínicos", "outros trabalhos", etc. Como se um texto sobre a cultura ou sobre um artista não fosse também um documento clínico, ou se um escrito técnico não discutisse importantes questões metapsicológicas, ou se trabalhos como *Sobre a concepção das afasias*, por exemplo, simplesmente jamais tivessem sido escritos.

A tradução e a edição da obra de Freud envolvem múltiplos aspectos e dificuldades. Ao lado do rigor filológico e do cuidado estilístico, ao menos em igual proporção, deve figurar a precisão conceitual. Embora Freud seja um escritor talentoso, tendo sido agraciado com o Prêmio Goethe, entre outros motivos, pela qualidade literária de sua prosa científica, seus textos fundamentam uma prática: a clínica psicanalítica. É claro que os conceitos que emanam da Psicanálise também interessam, em maior ou menor grau, a áreas conexas, como a crítica social, a teoria literária, a prática filosófica, etc. Nesse sentido, uma tradução nunca é neutra ou anódina. Isso porque existem dimensões não apenas linguísticas (terminológicas, semânticas, estilísticas) envolvidas na tradução, mas também éticas, políticas, teóricas e, sobretudo, clínicas. Assim, escolhas terminológicas não são sem efeitos práticos. Uma clínica calcada na teoria da "pulsão" não se pauta pelos mesmos princípios de uma clínica dos "instintos", para tomar apenas o exemplo mais eloquente.

A tradução de Freud – autor tão multifacetado – deve ser encarada de forma complexa. Sua tradução não envolve somente o conhecimento das duas línguas e uma boa técnica de tradução. Do texto de Freud se traduz também o substrato teórico que sustenta uma prática clínica amparada nas capacidades transformadoras da palavra. A questão é que, na estilística de Freud e nas suas opções de vocabulário, via de regra, forma e conteúdo confluem. É fundamental, portanto, proceder à "escuta do texto" para que alguém possa desse autor se tornar "intérprete".

Certamente, há um clamor por parte de psicanalistas e estudiosos de Freud por uma edição brasileira que respeite a fluência e a criatividade do grande escritor, sem se descuidar da atenção necessária ao já tão amadurecido debate acerca de um "vocabulário brasileiro" relativo à metapsicologia freudiana. De fato, o leitor, acostumado a um estranho método de leitura, que requer a substituição mental de alguns termos fundamentais, como "instinto" por "pulsão", "repressão" por "recalque", "ego" por "eu", "id" por "isso", não raro perde o foco do que está em jogo no texto de Freud.

Se tradicionalmente as edições de Freud se dicotomizam entre as "edições de estudo", que afugentam o leitor não especializado, e as "edições de divulgação", que desagradam o leitor especializado, procurou-se aqui evitar tais extremos. Quanto à prosa ou ao estilo freudianos, procurou-se preservar ao máximo as construções das frases evitando "ambientações" desnecessárias, mas levando em conta fundamentalmente as consideráveis diferenças sintáticas entre as línguas.

A presente tradução, direta do alemão, envolve uma equipe multidisciplinar de tradutores e consultores, composta por eminentes profissionais oriundos de diversas áreas, como a Psicanálise, as Letras e a Filosofia. O trabalho de tradução e a revisão técnica de todos os volumes é coordenado pelo psicanalista e germanista Pedro Heliodoro Tavares, encarregado também de fixar as diretrizes terminológicas da coleção. O projeto é guiado pelos princípios editoriais propostos pelo psicanalista e filósofo Gilson Iannini.

A coleção Obras Incompletas de Sigmund Freud não pretende apenas oferecer uma nova tradução, direta do alemão e atenta ao *uso* dos conceitos pela comunidade psicanalítica brasileira. Ela pretende ainda oferecer uma nova maneira de organizar e de tratar os textos.

A coleção se divide em duas vertentes principais: uma série de volumes organizados tematicamente, ao lado de outra série dedicada a volumes monográficos. Cada volume recebe um tratamento absolutamente singular, que determina se a edição será bilíngue ou não e o volume de paratexto e notas, conforme as exigências impostas a cada caso. Uma ética pautada na clínica.

- Considerações psicanalíticas sobre um caso de paranoia relatado de forma autobiográfica [Dementia Paranoides] (Caso Presidente Schreber) [1911]
- História de uma neurose infantil (Caso Homem dos Lobos) [1914]

VI - Histeria, obsessão e outras neuroses

- Cartas e rascunhos
- Sobre o mecanismo psíquico dos fenômenos histéricos [1893]
- Obsessões e fobias: seu mecanismo psíquico e sua etiologia [1894]
- As neuropsicoses de defesa [1894]
- Observações adicionais sobre as neuropsicoses de defesa [1896]
- A etiologia da histeria [1896]
- A hereditariedade e a etiologia das neuroses [1896]
- A sexualidade na etiologia das neuroses [1898]
- Minhas perspectivas sobre o papel da sexualidade na etiologia das neuroses [1905]
- Atos obsessivos e práticas religiosas [1907]
- Fantasias histéricas e sua ligação com a bissexualidade [1908]
- Considerações gerais sobre o ataque histérico [1908]
- Caráter e erotismo anal [1908]
- O romance familiar dos neuróticos [1908]
- A disposição para a neurose obsessiva: uma contribuição ao problema da escolha da neurose [1913]
- Paralelos mitológicos de uma representação obsessiva visual/plástica [1916]
- Sobre transposições da pulsão, especialmente no erotismo anal [1917]

VII - Neurose, psicose, perversão

Publicado em 2016 | Tradução de Maria Rita Salzano Moraes

- Cartas e rascunhos
- Sobre o sentido antitético das palavras primitivas [1910]
- Sobre tipos neuróticos de adoecimento [1912]
- Luto e melancolia [1915]
- Comunicação sobre um caso de paranoia que contraria a teoria psicanalítica [1915]
- "Bate-se numa criança" [1919]
- Sobre a psicogênese de um caso de homossexualidade feminina [1920]
- Sobre alguns mecanismos neuróticos no ciúme, na paranoia e na homossexualidade [1922]

- Uma neurose demoníaca no século XVII [1922]
- O declínio do complexo de Édipo [1924]
- A perda da realidade na neurose e na psicose [1924]
- Neurose e psicose [1924]
- O problema econômico do masoquismo [1924]
- A negação [1925]
- O fetichismo [1927]

VIII - Arte, literatura e os artistas
Publicado em 2015 | Tradução de Ernani Chaves

- Personagens psicopáticos no palco [1905]
- O poeta e o fantasiar [1907]
- Uma lembrança de infância de Leonardo da Vinci [1910]
- O motivo da escolha dos três cofrinhos [1913]
- Moisés de Michelangelo [1914]
- Transitoriedade [1915]
- Alguns tipos de caráter no trabalho analítico [1916]
- Uma lembrança de infância em "Poesia e verdade" [1917]
- O humor [1927]
- Dostoiévski e o parricídio [1927]
- Prêmio Goethe [1930]

IX - Amor, sexualidade e feminilidade
Publicado em 2018 | Tradução de Maria Rita Salzano Moraes

- Cartas sobre a bissexualidade (1898 –1904)
- Sobre o esclarecimento sexual das crianças [1907]
- Teorias sexuais infantis [1908]
- Contribuições para a psicologia do amor [1910]
  a) Sobre um tipo especial de escolha objetal no homem
  b) Sobre a mais geral degradação da vida amorosa
  c) O tabu da virgindade
- Duas mentiras contadas por crianças [1913]
- A vida sexual dos seres humanos [1916]
- Desenvolvimento da libido e organização sexual [1916]
- Organização genital infantil [1923]
- O Declínio do Complexo de Édipo (1924)
- Algumas consequências psíquicas da distinção anatômica entre os sexos [1925]
- Sobre tipos libidinais [1931]
- Sobre a sexualidade feminina [1931]

- A feminilidade [1933]
- Carta a uma mãe preocupada com a homossexualidade de seu filho (1935)

X - Cultura, sociedade, religião: O mal-estar na cultura e outros escritos
Publicado em 2020 | Tradução de Maria Rita Salzano Moraes

- A moral sexual "civilizada" e doença nervosa [1908]
- Considerações contemporâneas sobre guerra e morte [1915]
- Psicologia de massas e análise do Eu [1921]
- O futuro de uma ilusão [1927]
- Uma vivência religiosa [1927]
- O mal-estar na cultura [1930]
- Sobre a conquista do fogo [1931]
- Por que a guerra? [1932]
- Comentário sobre o antissemitismo [1938]

VOLUMES MONOGRÁFICOS

- As pulsões e seus destinos [edição bilíngue]
  Publicado em 2013 | Tradução de Pedro Heliodoro Tavares
- Sobre a concepção das afasias
  Publicado em 2013 | Tradução de Emiliano de Brito Rossi
- Compêndio de Psicanálise e outros escritos inacabados
  Publicado em 2014 | Tradução de Pedro Heliodoro Tavares
- O infamiliar (edição bilíngue). Seguido de "O homem da areia" (de E.T.A. Hoffmann)
  Publicado em 2019 | Tradução de Ernani Chaves e Pedro Heliodoro Tavares
- Além do princípio de prazer (edição bilíngue)
- O delírio e os sonhos na "Gradiva" de Jensen. Seguido de "Gradiva" (de W. Jensen)
- Três ensaios sobre a teoria sexual
- Psicopatologia da vida cotidiana
- O chiste e sua relação com o inconsciente
- Estudos sobre histeria
- Cinco lições de Psicanálise
- Totem e tabu
- O homem Moisés e a religião monoteísta
- A interpretação dos sonhos

Emiliano de Brito Rossi

Doutor em Letras na Área de Língua e Literatura Alemã pela Faculdade de Filosofia, Letras e Ciências Humanas da Universidade de São Paulo (USP). Graduação em Psicologia pela Universidade Federal de Minas Gerais (UFMG). Estágio Pós-Doutoral em Estudos da Tradução realizado junto ao PPGET/UFSC. Tem experiência docente nas áreas de Estudos da Tradução, Língua Alemã, Psicanálise e Psicologia Social. Tradutor e Intérprete.

Gilson Iannini

Professor do Departamento de Psicologia da UFMG, ensinou no Departamento de Filosofia da UFOP por quase duas décadas. Doutor em Filosofia (USP) e mestre em Psicanálise (Université Paris VIII). Autor de *Estilo e verdade em Jacques Lacan* (Autêntica, 2012) e organizador de *Caro dr. Freud: respostas do século XXI a uma carta sobre homossexualidade* (Autêntica, 2019).

Pedro Heliodoro Tavares

Psicanalista, germanista, tradutor. Professor adjunto na área de Alemão no Departamento de Língua e Literatura Estrangeiras da Universidade Federal de Santa Catarina. Entre 2011 e 2018 foi Professor da Área de Alemão – Língua, Literatura e Tradução (USP). Doutor em Psicanálise e Psicopatologia (Université Paris VII). Autor de *Versões de Freud* (7Letras, 2011) e co-organizador de *Tradução e psicanálise* (7Letras, 2013).

Título original: Zur Auffassung der Aphasien

EDITOR DA COLEÇÃO
Gilson Iannini

EDITORA RESPONSÁVEL
Rejane Dias

EDITORA ASSITENTE
Cecília Martins

REVISÃO
Cecília Martins
Felipe Augusto Vicari

PROJETO GRÁFICO E DIAGRAMAÇÃO
Conrado Esteves

CAPA
Diogo Droschi
(sobre imagem Sigmund Freud's Study – Authenticated News)

Dados Internacionais de Catalogação na Publicação (CIP)
(Câmara Brasileira do Livro, SP, Brasil)

Freud, Sigmund, 1856-1939.
    Sobre a concepção das afasias : um estudo crítico / Freud ; tradução Emiliano de Brito Rossi. -- 1. ed., 2. reimp. -- Belo Horizonte : Autêntica Editora, 2020. -- (Obras Incompletas de Sigmund Freud ; 1)

    Título original: Zur Auffassung der Aphasien
    Bibliografia.
    ISBN 978-85-8217-314-5

    1. Afasia 2. Psicanálise I. Título. II. Série.

13-12426   CDD-150.1952

Índices para catálogo sistemático:
1. Metapsicologia freudiana   150.1952

GRUPO **AUTÊNTICA**

Belo Horizonte
Rua Carlos Turner, 420
Silveira . 31140-520
Belo Horizonte . MG
Tel.: (55 31) 3465 4500

São Paulo
Av. Paulista, 2.073,
Conjunto Nacional, Horsa I
23º andar . Conj. 2310-2312
Cerqueira César . 01311-940
São Paulo . SP
Tel.: (55 11) 3034 4468

www.grupoautentica.com.br

Este livro foi composto com tipografia Bembo Std e impresso
em papel 74 g/m² vendido internacionalmente pela Buobooks.

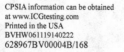